コンサルタントへの相談でわかる

クリニック経営のエッセンス

院長先生からの FAQ36 ケース

公益社団法人日本医業経営コンサルタント協会　編

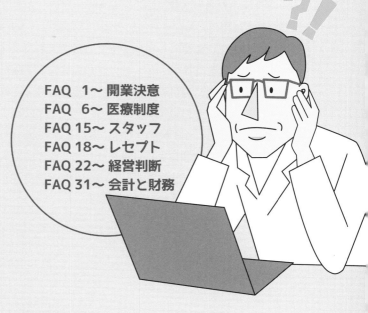

FAQ　1〜 開業決意
FAQ　6〜 医療制度
FAQ 15〜 スタッフ
FAQ 18〜 レセプト
FAQ 22〜 経営判断
FAQ 31〜 会計と財務

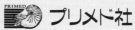

プリメド社

はじめに

　2022年4月からの診療報酬改定は、0.43％のプラス改定となりましたが、薬価引き下げ分を考えると全体ではマイナス改定といわれています。このプラス改定は、看護師の処遇改善、不妊治療の保険適用等と目的が限定されているので実際は、0.03％の上げ幅となっています。しかし、財政がひっ迫している中、プラス改定になったことは、新型コロナ感染症患者対応をした医療機関に対する配慮がされたものと思われます。

　このような中にあって、アフターコロナの課題として直面する職員不足、スペース不足（感染症対策）、人口減少（働き手の不足）、資金面の不足、連携医療機関・介護施設不足などへの対応が必要です。そのほか、高齢者医療需要の増加と共に地域差拡大に対しいかに適応していくかが大きな課題になります。つまり、将来の人口と入院患者数・外来患者数の把握、また地域における診療科の需要も見ていく必要があります。このような環境変化と共に風水災害、大地震、感染症によるパンデミック等にも対応しながら地域に良質の医療を提供し、持続可能な診療所の経営をする必要があります。経営の健全化は良質の医療を提供するための基盤になると思うからです。かかりつけ医や専門的な診療所等は、地域住民との関わり合いの中で一番頼りにされる医療機関と思います。そこで、お忙しい診療の合間に診療所の経営に関し気軽に読める参考書と考えて本書を作りましたので、ご一読いただき経営基盤強化に役立てていただければ幸いです。また、会員の皆様並びに診療所の経営に興味のある方は、是非ご一読して頂きたいと思います。

　最後になりましたが、本書の上梓にあたりご尽力いただいた根本担当副会長、診療所専門分科会細谷邦夫委員長をはじめ、診療所専門分科会の委員の皆様並びに関係各位に敬意と感謝を申し上げます。

2022年4月

公益社団法人日本医業経営コンサルタント協会　会長

永山　正人

発刊に寄せて

　公益社団法人日本医業経営コンサルタント協会では、クリニック経営について 1996 年に『クリニックの診療科別基礎知識』を刊行しました。それから四半世紀が過ぎ、医療をめぐる環境も大きく変わったことから、時代に合った新たな内容で 1 冊の本にまとめようとの意向を受け、診療所専門分科会に白羽の矢が立ちました。

　本書の構想を立て編集を開始した 2020 年度から 2021 年度にかけての間、新型コロナウイルス感染症の拡大により、私たちコンサルタントもそうですが、医療機関の現場は混乱を極めました。新型コロナウイルスの影響で、非対面でのコミニュケーションが進化することにもなりました。本書の項目にも、そのような最新の対応事例も本書に含めるべきではないかとの意見もありました。

　診療所専門分科会のメンバーはみな経験豊富で、取り上げたい項目が多く、ページ数を絞りこむのにかなり困難を覚えました。しかし、侃侃諤諤の議論の末、私たちコンサルタントが “ 実際に医師からよく受ける普遍的なご質問 ” を厳選し、まとめようとの方針が定まりました。

　公益社団法人日本医業経営コンサルタント協会では、さまざまな分野の専門家がそろっており、新型コロナ禍においても精進を重ねております。本書をお読みになり、さらなる疑問がある場合は当協会の Consul Plus をご活用頂ければ幸いです。頂戴したご質問にその分野のプロがお答えいたします。

　本書が医業経営の一助となりますことを願っております。

　最後になりましたが、本書の上梓にあたりご尽力いただいた根本担当副会長、診療所専門分科会の委員諸氏、協会事務局、株式会社プリメド社をはじめとするご関係の皆様に謝辞を申し上げます。

2022 年 4 月

公益社団法人日本医業経営コンサルタント協会
調査研究・提言委員会／診療所専門分科会　委員長

細谷　邦夫

もくじ

開業決意 FAQ

1. 開業地のベストな環境とは？

Q 今、勤務している病院の患者さんも継続通院できる範囲で開業を考えていますが、患者さんが来やすいのは、駅近のビルや繁華街がいいのか、それとも郊外の住宅地がよいのか開業地に迷っています。どんな場所がよいのか考え方のポイントを教えてください。

　クリニック開業を成功させる最も重要な要素の一つは、"良い開業地"を選ぶことです。一度開業をすれば、移転や撤退は容易ではなく、その開業地で長期間にわたり経営を行うことになります。それだけに、開業候補地域における開業地の選定についてそれぞれの特徴、長所、短所を知る必要があります。

開業地域を考えるなら

　これから開業しようとする医師が開業地域を考えるとき、たいていは"勤務地に近い地域"や"出身地"などご自身に所縁のあるところをまず考えます。あるいは、まったく所縁のない地のメディカルビルやモールなどへの"落下傘開業"も選択肢の一つです。そして、"競争が緩やかな地域"であることも大事な要素です。

　しかし、医療圏を調査して競合しない地域を探し出したとしても、"良い開業地"を考えるならまず、

　院長先生の経営理念に合致した診療が可能な場所であること
が重要です。

　競争が緩やかで一時的に集患がしやすい場所が魅力的に思えたとしても、その地域で医療提供を継続して、患者さんに支持されるためには、院長の経営理念や診療の方針に合致した場所を選択するほうが長期的な視点からはベターかと考えます。外来だけでなく、訪問診療に

も力を入れたいと考えていたのに、新興住宅地の高齢者の少ない地では、開業しても宝の持ち腐れになりかねません。

　当然、来院患者が見込める地域であることは言うまでもありません。

開業地域を決めたら

　立地条件を判断するチェックポイントとしては下記の要素があります。

患者動線をみる

　患者動線の流れの強い場所＝来院患者数が多い「良い立地」となり得ます。もちろん、開業したクリニック自体が新たな患者動線を生み出すことがありますが、やはり開業当初は既存の患者動線に吸引を頼ることが集患の近道となります。たとえその地域の人口が多いとしても、開業地が患者動線から離れた場所に位置していれば、患者さんはクリニックの方向へは導かれません。

①人や自転車の動線

　人や自転車の場合は通行量が多いかどうか（生活動線となっているか）で判断します。とくに地域のホームドクター（かかりつけ医）をめざす先生にとっては、徒歩あるいは自転車での通院患者の割合は高くなるため、非常に重要なポイントとなります。

②自動車の動線

　自動車の場合は通行量が多いだけで判断はできません。たとえば車線の多い国道や県道沿いでは単なる輸送動線（通過するだけの道路）の役割しか果たしていません。また、信号の位置（交差点のすぐ近く）や中央分離帯の有無も影響があります。スーパーや複合施設等、人が生活圏として利用するための生活動線があるかどうかを見極めます。

駐車場を確保できるかどうか

　自動車社会である現在、地域によっては自動車の保有は「一家に1台」ではなく「一人に1台」となり、自動車で移動する機会が多くなりました。

これにより、移動距離が長くなる（＝診療圏が広がる）とともに、運転者の対象拡大（＝不慣れな運転者の増加）となって、都心部以外では、駐車場の確保が重要な要素となります。なお、駐車場のポイントとしては、下記が想定されます。

・入口（出口）は間口を広く確保する
・一台一台の間隔（横だけでなく縦も）を広く確保する
・車輪止めを設置する
・駐車台数を確保する（賃貸も検討）
・建物の建て方を工夫する（1階を駐車場、2階・3階をエレベータ付きクリニック等）

　クリニック周辺が路上駐車禁止区域でなくとも、近所の評判・印象として決してプラスにはならないため、駐車場確保は必要です。

視認性がよいか

　視認性のよい場所とは、「100ｍ以上離れた地点から看板や建物が確認できる場所」といわれています。建物それ自体でも広告塔となりますし、建物で患者を呼ぶことができるのも事実です。汚い・暗い・狭いと見えるクリニックよりも、きれい・明るい・広いと見えるクリニックのほうが、患者さんが集まりやすいものです。また、開業当初の認知度のアップのために、看板（屋上、クリニック前）の大きさや色、立てる位置も工夫する必要があります。

法規制と潜在リスクがない地域かどうか

　見た目には良好な土地と思っても、あとから法的規制や埋設物、用途規制等が露見して、思わぬところで計画が頓挫することもあります。下記のポイントで、今一度確認ください。

①地中埋設物の有無
　→遺跡などが発見されると調査のため工事が中断してしまいます
②農地（農振法、農地法）
　→農業以外の目的で農地を利用する場合は正当な理由が必要で手続

きも大変です

③用途地域

　→用途地域の種類によっては、建物の高さや床面積に制限がありますので注意が必要です

④計画道路

　→将来、隣接する道路が拡幅される可能性がある地域もあります

⑤市街化調整区域

　→原則として、建物を建てることが許されていない地域になります

⑥上下水道

　→接する道路に上下水道が通っているかどうか確認します

⑦地質、水害歴

　→埋立地など地盤が緩くないか、過去に水害で浸水した記録がないかを確認します

など。

　もし、これらに問題があったとしても、それを上回る効果が期待できそうな土地であるならば、その対応策もあるかもしれません。コンサルタントとともに一緒に解決法を考えてみましょう。

CHECK POINT

まず、

①院長先生が思い描く理念を考えてそれに合致したところを候補に、

②上記のいくつかのチェックポイントを検討し、

候補地を絞り込んでみてはいかがでしょうか。

2. クリニックの土地は取得と借地のどちらがよい？

Q 開業希望地として有力な地点がありましたが、一つは駐車場になっている空き地。もう一つはそこに隣接する借地の物件。土地から購入すると、かなりの費用がかかってしまうことで躊躇しています。でも賃料を払い続けても結局は「土地代を超えてしまうのでは」とも思えて、迷っています。

　このようなケースでは、
①借地に自身で建物を建設して開業する形態
②土地・建物を取得して開業する形態
がありますが、それぞれのメリット・デメリットを慎重に判断することが必要です。

　開業する医師の投資金額の限界や事業計画による資金繰り試算も踏まえたうえで判断する必要があります。開業時に投資できる資金が限られているなら、借地に自身で建物を建てての開業が無難です。しかし、冒頭のご相談のように、借地料を払い続けると、結局は戸建ての土地代を超えてしまうのではないかという疑問ももっともです。そこで試算してみます。

土地取得と借地の比較

　『賃料を払い続けると土地代を超える。買った方が良いのではないか？』というよくある相談について考えてみましょう。
　①借地に自身で建物を建設する場合
　②土地・建物を取得する場合の土地購入代
のそれぞれを25年間のスパンで比較を行ってみます。

借地の場合

借地代は、月額 20 万円とすると、25 年で 240 万円× 25 年＝ 6,000 万円となります（土地代と同じ）。

所得税・住民税の税負担（税率 50％とする）を考慮すると 25 年間で 3,000 万円の資金が出ていくことになります。

土地購入の場合

年利 1.5％で借入をし、土地を購入した場合、

土地代　6,000 万円

金利　　6,000 万円× 1.5％× 25 年× 1/2(25 年間で元金返済のため)
　　　　＝ 1,125 万円

固定資産税・都市計画税　6,000 万円× 60％（評価額）×1.7％× 25 年
　　　　＝ 1,530 万円

税負担（税率 50％とする）を考慮すると

6,000 万円＋（1,125 万円＋ 1,530 万円）× 50％＝ 7,328 万円
の資金が出ていくことになります。

両者の比較

これを比較すると、資金の差額は、

7,328 万円－ 3,000 万円＝ 4,328 万円

25 年後に土地が 4,328 万円で売却できれば、可処分所得が同じになります。しかし、実際には、仲介手数料や不動産取得税、登記費用等を考慮しないといけないので、5,000 万円を超える金額で売却できなければ可処分所得が減少することになります。また、25 年経過して土地を売却する直前までの可処分所得は、購入した方が少なくなります。

土地購入と借地のメリット・デメリット

開業地が絞られてくると、このような質問を受けることが多くなります。開業にあたって医師が思い描いた理想の医療を考えると、できれば一から設計し、理想を実現したいと希望されるのですが、そこで

13

問題となってくるのが資金です。といっても自己資金に限定せず、借入金も視野に入れて検討されるとよいと思います。

　土地購入と借地のメリット・デメリットをあげてみましたので、ご自分の理念と合わせて参考にしてください。

	メリット	デメリット
土地購入	・資産として土地を所有できる（担保力増） ・思い描くとおり自由に設計できる ・駐車場を用意しやすい	・初期投資の増加 ・取得価額は事業所得上、経費計上不可 ・取得にかかる支払が発生（登記、不動産取得税、固定資産税）
借地	・土地取得や借地に比べ初期投資が少ない ・賃料が事業所得上、経費計上可能 ・土地、建物を取得する場合にのみかかる支払いが不要	・資産として不動産が残らない ・退去時に原状回復する必要がある ・必要な広さに合う物件が少ない

CHECK POINT

　土地購入であれ、借地であれ、上記のメリット・デメリットを熟考し、資金の問題やできあがるクリニックのイメージなど、大切なことをご家族にもよく相談されることをおすすめします。

3. 予想患者層に合わせて開業資金を効果的に配分するには？

Q 小児科を開業する予定です。医療機器としては X 線装置くらいでそれほど投資しなくて済みます。その分、小児科の特徴に徹底的にこだわって、他院との差別化をはかりたいと思っています。どのように費用をかけたら効果的でしょうか。

　少子化が進むなかでの開業になります。逆風に負けないような工夫をしていきましょう。

　そのためには、まず、標榜する診療科の特徴を十分に把握しておくことです。

標榜する診療科の特徴を把握

　ここでは上記のご相談の小児科を例に考えてみます。

・診察を嫌がる子どもさんが多く、診察に時間がかかり、1日で診られる患者数は多くない

・小児に付き添いの家族（多いと3～4人にも）がいるため、待合室は広めとなる

・感染症受診も多いので、別の診察室と待合室が必要

・車での来院も多い

・子どもさんの診察補助、ご家族への説明、泣いてる子どもさんの対応等、子どもさんに慣れたスタッフの手が多数必要

・検査・投薬ともに少なめなため診療単価は低めになる

このような自院の診療科の特徴を十分に把握し検討します。

診療の流れから

スマホの活用

開業決意FAQ　医療制度FAQ　スタッフFAQ　レセプトFAQ　経営判断FAQ　会計と財務FAQ

・スマホに使い慣れた親御さんが多いので、スマホで順番予約できるシステムは必須（問診表事前入力で効率化）
・駐車場や買い物などでも順番待ちができるよう、スマホで順番や待ち時間を確認できるシステムを導入

駐車場
・とくに郊外立地では、車での来院が多く、クリニックに隣接した駐車場が必要
・子どもさんも行き来することがあるため、死角をなくし見通しをよくする
・チャイルドシートからの乗り降りを考えて1台当たりの幅が広めの駐車スペースにする

受付
・子どもさんたちが楽しめるデザイン
・キッズコーナーや入口までスタッフの視線が届くデザイン

待合室
・小児科に限らず感染症対策のため感染症疑い患者さんの別動線の入口・待合室・診察室が普及してきている（複数人数対応のスペース確保）
・待合室は、小児患者さんと親御さん（＋兄弟）で受診することが多いので、一般内科よりも3倍のスペースが必要
・イスは、親子が並んで座ることができ、また気分のすぐれない子どもさんや眠りたい子どもさんが横になれるベンチタイプも必要
・走り回る子どもさんの安全を考えて、ケガしないよう"角"のないデザイン（イス・テーブル・本棚）を重視

待ち時間対策
・家族での来院が多く、待合室の混雑を減らすために、順番予約シス

テムや呼び出し用のソフトで、駐車場で待機したり買い物に行っていただくなどの工夫も必要
・子どもさんが見て楽しめる映像を流すことも必要だが、著作権に抵触しないようなソフトを選択（プロジェクションマッピングなども効果あり）
・子どもさんが楽しめるおもちゃ、積み木、絵本、塗り絵などの小物を充実。おもちゃは壊れにくいタイプで清拭して消毒ができるもの

診察室
・怖がる子どもさんの気を紛らわせるための小物も多いが、最近では、ペット型のロボットを診察室に置いているクリニックもある

会計
・ワクチン接種などの自費診療も多く、シーズン中は混雑するので、スムーズな会計処理のため、キャッシュレスシステム（「26. キャッシュレスシステムを採用すべき？」参照）が有用。子連れで手が離せず小銭を扱いづらい親御さんには便利

スタッフ
・看護師・看護補助者は、泣いている子どもをあやしつつ処置したり、診察介助の場面も多いので、他の診療科よりもプラス1名の体制が必要
・受付スタッフも、できれば保育士の有資格者や子育て経験者が適任

　以上、患者さん（小児科では体調不良の子どもさんを連れた親御さん）が“来院→受付→待合い→診察→会計”の一連の流れでの院内の動き、そして、患者さん（子どもさん）とご家族の気持ちをしっかり想像し、シミュレーションしてみると、自院にとって必要なハードとソフトが見えてきます。それに優先順位をつけて投資を配分していきましょう。

　ソフト面の初期投資額は、導入時に一括で支払うことはあまりないのですが、月額の固定費が増えるので、患者数の増加に合わせたペースでソフト面への投資を充実させていきましょう。

4. 資金に余裕があれば面積は広いほうがよい？

> **Q** メンタルクリニックを開業予定です。他科に比べて、機器などの投資はそれほど必要ではないので、その分、レイアウトやデザインに費用をかけたいと考えています。患者さんがゆっくり過ごせる広めの待合室を考えていますが、どの程度の広さがあるとよいでしょうか。

　メンタルクリニックでは、X線室も不要で、ベッド・処置スペースなどもほぼ使わず、医療スタッフの人数も少ない傾向にあるため設備投資が少なく済みます。その分、資金をクリニックの面積やレイアウトに効果的に回し、集患力を高めましょう。

クリニックの床面積を決める要素

　精神科に限らず、クリニックの適切な面積について考えてみましょう。

　クリニックの広さは、どれくらいがよいのか。院長先生の診療スタイルによっても変わってきますが、目安として、3分〜5分に1人診療をする内科であれば、一般的に診療待ち・会計待ちで20人以上のイスの配置が必要になります。

　一般的な内科で1日80人診察をする場合、待合室は20人近いスペース、診察室は1診・2診・3診、X線室、処置室（ベッド6床〜10床）、超音波や内視鏡などの検査室といったスペースが必要になってきます。

　一方、メンタルクリニックでは、初診患者さんには小一時間のヒアリングタイムが多く、また通院精神療法を算定する場合も、一定時間の確保が必要になります。したがって、午前9時から12時までの3時間、午後15時から18時の3時間、1日6時間の診療時間を設定する場合、初診や通院精神療法など時間がかかる患者さんを午前・午後に各1

人～2人診察、他の患者さんは短めでも平均5分以上診察、とすると（診療時間は30分延長になりますが）、多くても1日50人くらいの診察人数になります。その診察患者数から考えると、

・待合室：10人分以上のイス配置（隣に知らない人が座らないレイアウト）
・診察室：プラス臨床心理士、精神保健福祉士（PSW）などを配置すると2診もしくはカウンセリングルームの設置も必要

になります。

　さらに、患者さんのお話をしっかり聴いてカウンセリングを行う方針のクリニックで予約制なども取り入れている場合、1日20人くらいの診察人数という事例も見られます。

収支シミュレーションからみた支払い可能家賃

　では、収支から見ると、どのくらいまで家賃を払えるかがわかります（表1、表2）。「その他の一般管理費」には、家賃の他、水道光熱費、リース料などを含んでいます。

　メンタルクリニックの場合、設備投資はほぼ電子カルテ／レセコンになります。整形や内科では受付に端末2台、各診察室・処置室・リ

表1　院外処方（メンタルクリニック）の例

			月額	
収入			500点×50人×20日 =500万円	
支出	給与	医師	1人　　150万円	医療法人
		受付	2人×30万円＝60万円	賞与込月平均
		看護師・心理士等	2人×40万円	賞与込月平均
		人件費計（法定福利費込）	290万円	
	その他の一般管理費		100万円	
	支出計		390万円	
利益			500万−390万＝110万円	

表2　予約制少人数診療スタイルの例

			月額	
収入			600点×20人×20日 ＝240万円	通院精神療法などの算定が増え平均点アップ
支出	給与	医師	1人　150万円	医療法人
		受付	1人×30万円＝30万円	賞与込月平均
		人件費計（法定福利費込）	180万円	
	その他の一般管理費		60万円	
	支出計		240万円	
利益			240万−240万＝0万円	

ハ室などにも端末を設置するためコストが嵩みますが、患者数のそれほど多くないメンタルクリニックでは2診あっても受付と合わせて3台の端末で済みます。たとえば、端末・ソフト合わせて500万円、リース料率1.6％と考えれば月額リース料8万円となります。

　表2の少人数スタイルでは、収支トントンになりますが、患者数を絞って少人数を対象とすれば、家賃負担もかなり安くなります。

　実際に、クリニックの面積が、待合室20m^2、診察室（2診）・受付20m^2、トイレ・スタッフルーム・院長室20m^2、合計60m^2（約20坪）前後くらいの広さで開業されている事例もあります。

広さや大きさより大事なもの

　面積の広さ、施設の大きさよりも、メンタルクリニックでは、クリニックの置かれた環境にも目を向ける必要があります。患者さんはメンタルクリニックに通院していることを周囲にあまり知られたくないという気持ちを強くお持ちです。そのため、人通りの多い通りで歩道沿いに入口が見えやすいクリニックでは、どうしても入っていくことを躊躇してしまいます。そのため、ビル診の場合、上階のフロアなどに人気があるようです。

複数のクリニックもしくは店舗が入居している建物であれば、その中に入って行ってもメンタルクリニックに通院していることがわかりにくいということになります。

　また、病態によって患者さんへの繊細な対応が大切になりますので、スタッフの目が届きやすく、静かに声掛けができる距離感を考えます。そのためにもスタッフの教育研修も重要になってきます。一般的な接遇研修だけではなく、それぞれの症状に合わせて声掛けや言葉づかいができることが重要です。

　たとえば、あるメンタルクリニックの研修事例では、うつ症状の患者さんの自殺予防のための声掛けを院内研修会でのテーマで話し合いました。その結果、院長は「また来月の受診をお待ちしております」とつなぎ、受付スタッフは「お大事になさってください」ではなく「ゆっくりお休みください」という声掛けにまとまったそうです。うつ病だけではなく、統合失調症の患者さん、気分障害の患者さん、このクリニックでは、それぞれにどのような声掛けが患者さんの気持ちに伝わるかをスタッフ全員で話し合うことを大切にしているそうです。

　これらのことから、人口の多い、また潜在患者さんの多い地域ではメンタルクリニックの開業が多くなっています。

CHECK POINT

　設備や機器にあまり投資せずに済むからといって、待合室をムダに広くとったり、デザインに凝り過ぎたレイアウトがよいかというと必ずしも患者さんに喜ばれるとは限りません。

　精神科に限らず、自院の患者層に合わせてクリニック内の機能的な動線、患者さんとの距離感、患者さんのくつろげる環境から適切な広さを考えることも大切です。

5. 開業時に必要な役所等への手続きとは？

開業決意FAQ

医療制度FAQ

スタッフFAQ

レセプトFAQ

経営判断FAQ

会計と財務FAQ

Q 開業するとき、保健所や地方の厚生局にいろいろな書類を提出しなければならないと聞いています。開設届が要るのは、承知しているのですが、それ以外にもどんな書類が必要でどこに提出すべきなんでしょうか。

　クリニックの開業にあたって、保健所への開設届、厚生局への保険医療機関の指定申請は、一連の開業手続きのなかでも失念することはないと思いますが、その他、医療に関するもの以外にも事業を開始するためのさまざまな手続きが必要です。

診療に関する諸手続き

［保健所］
・診療所開設許可申請（非医師・法人による申請や有床の場合）
・診療所開設届
・診療用X線装置備付届（X線診断装置設置の場合）
［地域の厚生局］
・保険医登録の異動に関する届出（現在登録されている都道府県と異なる地に開業の場合）
・保険医療機関指定申請
・施設基準が設けられている診療報酬項目の届出
［社会保険診療報酬支払基金／国民健康保険団体連合会］
・レセプト請求関係の届出
［都道府県の担当課］
・公費負担医療における指定医療機関の申請
［労災を取り扱う場合］

・労働局（あるいは代行の社会保険事務組合）への届出

　このなかで注意すべきは、保険診療をするうえで、地域の厚生局に提出する「保険医療機関指定申請」は、開業までに"指定"がされていないと、開設はできても保険診療できないことになります。また、「保険医療機関指定申請」するまでに「診療所開設届」を提出していなければなりません。したがって、開業日を決めたら、スケジュールを調整する必要があります。

その他の諸手続き

［医師会加入］
・群市区医師会へ早めの申し出
［院長とスタッフの社会保険］
・厚生年金／協会けんぽ
　　　→地域の年金事務所
あるいは
・医師国保
　　　→地域の医師国民健康保険組合
［税務関係］
　　　→地域の税務署／都道府県税事務所／市区町村の税務関係部署
［労務関係］
　　　→地域の労働基準監督署（就業規則の作成にも留意)
［銀行］
　　　→口座開設
［医療廃棄物］
・取扱業者選定

　これらの"診療に関するものではない"その他の諸手続きは、うっかりすると失念されがちですので、注意が必要です。

CHECK POINT

　健康保険は、院長先生とご家族は、「医師国保」でよいと思いますが、スタッフは適用除外申請の手続きをして、「厚生年金」と「医師国保」の適用にするのか、「厚生年金」と「協会けんぽ」に加入するのかの判断も必要です。扶養家族がいるスタッフの場合やスタッフの自家診療（「8.「自己診療」・「自家診療」とは？」参照）の可能性が高いと予想される場合などは、「協会けんぽ」がよい場合も出てきますので、じっくり検討するとよいと思います。

　税務関連の諸官庁への届出は、担当会計事務所が行ってくれますが、労務関連の届出で、顧問の社会保険労務士がいない場合は、届出漏れにならないように注意が必要です。

開業決意FAQ

医療制度FAQ

スタッフFAQ

レセプトFAQ

経営判断FAQ

会計と財務FAQ

医療制度 FAQ

6. 標榜できる診療科名の決まりとは？

Q 大学病院時代の自分の専門だった呼吸器科を看板にあげたいと思っていましたが、認められないことを知りました。「標榜科目」にはどんな決まりがあるのでしょうか。看板に記載できる診療科は何があるのでしょうか？

改正された標榜科名の決まり

　標榜（診療）科とは、医療法施行令第3条の2において、「診療科名として具体的に規定したものに限り広告可能」とされる診療科名ですが、2008年4月1日に改正され、以下のようになりました。

医療機関が標榜する診療科名として広告可能な範囲（医政33104号、2008年3月31日）
　① 「内科」、「外科」は、単独で診療科名として広告することが可能であるとともに、
　② 従来、診療科名として認められなかった事項である
　　　(a) 身体や臓器の名称
　　　　　（頭頸部、胸部、腹部、呼吸器、消化器、循環器、気管食道、肛門、血管、心臓血管、腎臓、脳神経、神経、血液、乳腺、など）
　　　(b) 患者の年齢、性別等の特性
　　　　　（男性、女性、小児若しくは老人など）
　　　(c) 診療方法の名称
　　　(d) 患者の症状、疾患の名称
　についても、令第3条の2第1項ハに規定する事項に限り「内科」、「外科」と組み合わせることによって、新しい診療科名として広告するこ

とが可能である。

③その他、令第 3 条の 2 第 2 項二 (1) に定める診療科名である「精神科」、「アレルギー科」、「リウマチ科」、「小児科」、「皮膚科」、「泌尿器科」、「産婦人科」*、「眼科」、「耳鼻いんこう科」、「リハビリテーション科」、「放射線科」**、「救急科」、「病理診断科」「臨床検査科」についても、単独の診療科名として広告することが可能である。

また、これらの診療科名と上記②の (a) から (d) までに掲げる事項と組み合わせることによって、新しい診療科名として広告することも可能である。

＊「産婦人科」については、「産科」又は「婦人科」と代替することが可能。

＊＊「放射線科」については、「放射線治療科」又は「放射線診断科」と代替することが可能。

　この改正前は、診療科名を具体的に列挙して規定されていましたが、この改正では、身体の部位は患者さんの疾患等、一定の性質を有する名称を診療科名とする柔軟な方式に改められ、拡大されました。上記の②のように、「組み合わせによって新しく広告することが可能となる診療科名については、患者さんや住民自身が自分の症状に合った適切な医療機関の選択を行うことを支援する」目的もあるようです。

　一方で、従来、認められてきた診療科名のうち、
神経科、呼吸器科、消化器科、胃腸科、循環器科、皮膚泌尿器科、性病科、肛門科、気管食道科
は、標榜できなくなりました。改正前にすでに標榜していた医療機関は経過措置として、看板の書き換えや広告の変更を行うまでは、引き続き広告できるとのことです。

不適切な組み合わせによる診療科名は禁止

　組み合わせの幅が広がったとはいえ、組み合わせによっては、診療内容が不明瞭になったり、医学的知見・社会通念上、不適切な組み合

表1　不適切な組み合わせの診療科名の例

診療科名	不合理な組み合せとなる事項
内科	整形内科または形成内科
外科	心療外科
アレルギー科	アレルギー疾患（「アレルギー疾患アレルギー科」）
小児科	小児、老人、老年または高齢者（例：「高齢者小児科」など）
皮膚科	呼吸器、消化器、循環器、気管食道、心臓血管、腎臓、脳神経、気管、気管支、肺、食道、胃腸、十二指腸、小腸、大腸、肝臓、胆のう、膵臓、心臓または脳（例：「呼吸器皮膚科」など）
泌尿器科	頭頸部、胸部、腹部、呼吸器、消化器、循環器、気管食道、心臓血管、脳神経、乳腺、頭部、頸部、気管、気管支、肺、食道、胃腸、十二指腸、小腸、大腸、肝臓、胆のう、膵臓、心臓または脳（例：「頭頸部泌尿器科」など）
産婦人科	男性、小児または児童（例：「男性産婦人科」など）
眼科	胸部、腹部、呼吸器、消化器、循環器、気管食道、肛門、心臓血管、腎臓、乳腺、内分泌、頸部、気管、気管支、肺、食道、胃腸、十二指腸、小腸、大腸、肝臓、胆のう、膵臓または心臓（例：「腹部眼科」など）
耳鼻いんこう科	胸部、腹部、消化器、循環器、肛門、心臓血管、腎臓、乳腺、内分泌、胃腸、十二指腸、小腸、大腸、肝臓、胆のう、膵臓または心臓（例：「消化器耳鼻いんこう科」など）

わせになることもあります。表1のような不適切な組み合わせの診療科名を標榜することは禁止されています。

　不適切な組み合わせの診療科名としては、医療法施行規則で具体的に規定されています。

CHECK POINT

標榜科目は、院長先生の専門領域を表現する
とともに、患者さんに関心をもってもらうため
にも重要なものですが、一部の専門家には、通
じても患者さんに通じないのでは、意味があり
ません。そのためにも、患者さんにわかりやすい診療科名の表
記が求められます。詳しくは、日本医師会のサイト「診療科名
の標榜方法の見直し」（→ QR コード）ページを参照してくださ
い。

7.「療養担当規則」とレセプトとの関係とは？

Q 開業準備をするなかで「療担規則」とか「療養担当規則」という言葉を何度も耳にするようになりました。開業するなら知っておくべき重要な法令だともいわれました。でも、ゆっくり勉強する時間がありません。開業まで最低限知っておくべきポイントを教えてください。

「療養担当規則」とは

保険医療機関と保険医が保険診療をするうえで遵守すべき基本的なルールがまとめられたものが、「保険医療機関及び保険医療養担当規則」（以下、療養担当規則）です。全文は、厚生労働省のサイトで確認できます（→QRコードはサイトのリンク先）。

たとえば、患者さんに処方箋を発行したとき、医療機関側が「特定の保険薬局」に誘導することを禁止した「特定の保険薬局への誘導の禁止」（第2条の5）。クリニック内に特定の保険薬局への地図を掲示したり、受付において特定の保険薬局を案内することが誘導にあたり、これを禁止したものです。

そのほか、診療報酬の1点単価の割引や金品を介した患者の紹介など経済的な利益供与により診療を誘引することを禁じています。このようなルールは、院長だけでなく、スタッフ全員が知っておくべきものです。

（特定の保険薬局への誘導の禁止）
第二条の五　保険医療機関は、当該保険医療機関において健康保険の診療に従事している保険医（以下「保険医」という。）の行う処方箋の交付

に関し、患者に対して特定の保険薬局において調剤を受けるべき旨の指示等を行つてはならない。
2　保険医療機関は、保険医の行う処方箋の交付に関し、患者に対して特定の保険薬局において調剤を受けるべき旨の指示等を行うことの対償として、保険薬局から金品その他の財産上の利益を収受してはならない。

　療養担当規則で「保険医が守るべきルール」として規定されているものには、「診療は懇切丁寧・妥当適切に……」、「診療は必要がある場合に……行う事」と、ごく当たり前の事が書かれています。難解な文章が並んでいるわけではありません。そのため、さほど苦労せずとも全文に目を通すことができます。

レセプトで「療養担当規則」が求められる場合

　しかし、当たり前の規則とはいえ、病院勤務医のときにはあまり知る機会もなく、開業して、「療養担当規則」について学ぶ必要を痛切に感じるのは、レセプトが査定や返戻されたときでしょう。

　レセプトの審査では"最前線で診療する医師"と"保険診療のルールを重視する審査委員"とのすれ違いが往々にして起こります。この審査委員を担っているのは現役の医師ですが、個々の診療内容について理解はするものの、保険診療のルールとのバランスから結果的に査定せざるを得ない場合があります。

　レセプトの査定の原因はさまざまありますが、療養担当規則の求める「医療の必要性」に対する「説明不足」が原因の一つに挙げられます。

　たとえば、療養担当規則での「注射」の項（第20条の4「注射」）に関連して、査定の対象となりがちなケースがあります。

　この「注射」の項を、誤解を恐れずに意訳すると「経口摂取できるのであれば内服優先」ということが書かれています。

　実際の査定のケースを見てみると、
初診で点滴を実施して薬剤が処方されるレセプトが同月に数多く出る

33

●療養担当規則の例

（診療の具体的方針）

第二十条　医師である保険医の診療の具体的方針は、前十二条の規定によるほか、次に掲げるところによるものとする。

……

四　注射

イ　注射は、次に掲げる場合に行う。

（1）経口投与によつて胃腸障害を起すおそれがあるとき、経口投与をすることができないとき、又は経口投与によつては治療の効果を期待することができないとき。

（2）特に迅速な治療の効果を期待する必要があるとき。

（3）その他注射によらなければ治療の効果を期待することが困難であるとき。

ロ　注射を行うに当たつては、後発医薬品の使用を考慮するよう努めなければならない。

ハ　内服薬との併用は、これによつて著しく治療の効果を挙げることが明らかな場合又は内服薬の投与だけでは治療の効果を期待することが困難である場合に限つて行う。

ニ　混合注射は、合理的であると認められる場合に行う。

ホ　輸血又は電解質若しくは血液代用剤の補液は、必要があると認められる場合に行う。

と、症状にかかわらず一律に点滴を実施しているのではないかと見られることがありえます。このような事例を「傾向診療」と言いますが、実際の診療では、時期により点滴が必要な患者さんが多いこともあります。

　もし、理由がわからず注射が査定された場合には、療養担当規則を改めて見直し、そのうえで、再審査請求などの手続きをするとよいでしょう。

　療養担当規則のすべてを覚えるのはむずかしいかもしれませんが、時間があるとき、療養担当規則を見直してみて、診療の基本的ルールを改めて理解しておくとよいと思います。

CHECK POINT

　レセプトを審査する側は、実際に患者さんを目の前にした訳ではなく、レセプトの書面上でしか判断できません。レセプトを提出する側としても、院長先生が直面した患者さんの辛さ、苦しさが伝わるようなレセプト作成を意識する必要があります。

8.「自己診療」・「自家診療」とは？

Q 開業したら、自分やスタッフや身内が病気になったとき、「院長の自分が診たらいいや」くらいに思っていたのですが、先輩開業医から「自己診療」や「自家診療」という言葉を初めて教えてもらいました。どのようなことに気をつければいいでしょうか？

自己診療とは、自家診療とは

「自己診療」と「自家診療」という用語がよく似ているので、混同されがちですが、保険診療上、両者は大きく異なります。

自己診療	医師が自分自身の診療を行うこと
自家診療	医師の家族や自院のスタッフを診療すること

自己診療

・健康保険法等に基づく医療保険制度では、診療は他人である被保険者（患者）に対して診療を行う場合についての規定であるとされている
・したがって、自己診療を保険診療として行うことは、現行制度下では認められていない
・保険診療として請求する場合は、同一の保険医療機関であっても、他の保険医に診察を依頼し、治療を受ける必要がある

自家診療

・保険診療の取り扱いは、加入する保険医療制度の保険者により異なる
・保険診療が認められる場合も、カルテを作成し、必ず診察を行い、

その内容をカルテに記載し、一部負担金を適切に徴収する
・無診察投薬、カルテ記載の省略、一部負担金を徴収しない等の問題が
　起こりやすいため、診察をする側、受ける側ともに注意が必要

　「自家診療」と「自己診療」については、開業して何年経ってもご存じない先生がいらっしゃいます。気軽にスタッフに薬剤を出して、それをレセプトを請求したところ、ダメ（査定や返戻）であると、後になって気がつかれることがあります。

対応

・自己診療
　法的に禁止されていますので、自身の診療は必ず他の保険医に依頼する必要があります。自院の他の保険医でも構いません。
・自家診療
　禁止はされていませんが、保険者によっては保険請求ができない場合がありますので詳細は保険者に確認が必要です（医師国保／歯科医師国保など）。

CHECK POINT

　院長先生自身が風邪をひいたときなど、手っ取り早いため、ついつい自分で処方をしてしまいがちです。しかし、保険診療扱いとするなら、自院の非常勤医師などでも構わないので、面倒でも必ず他の保険医に診察をしてもらうことが必須です。
　スタッフを診療する場合は、何気ない会話の延長のことも多いためにカルテの記載を忘れたり、一部負担金の徴収をしなかったりすること（「13. 親しい友人を診た場合でも一部負担金をもらうべき？」参照）がありますのでご注意ください。

開業決意FAQ

医療制度FAQ

スタッフFAQ

レセプトFAQ

経営判断FAQ

会計と財務FAQ

9.「社保」と「国保」の違いとは？

Q これまで、健康保険のことにあまり関心もなく、せいぜい社保と国保の違いくらいしか知りません。しかし、開業すると、健康保険の種類の違いをきちんと理解しておかないといけないでしょうか？

詳しく理解する必要はないが……

　社会保険（社保）や国民健康保険（国保）などの保険証、公費の受給者証に関していえば、今や電子カルテ／レセコンの機能が進んでいますので、正しく入力されていればレセプト請求するうえで大きな問題は発生しないはずです。結論からいって、院長先生が時間を割いて詳しく理解しておかなければならないというほどではありません。

　医療保険制度について簡単に触れると、以下の3本柱から成り立っています。

・サラリーマン等が加入する社会保険
・自営業者・農林水産業などに従事する人などが加入する国民健康保険
・75歳以上の高齢者が加入する後期高齢者医療制度

　なお、医療保険制度とは別に公費による医療もありますが、これについては、「10. 健康保険とは別の公費負担医療とは？」を参照してください。

　患者さんは、表1のようにいろいろな保険に加入しています。

医療保険の種類

　上述したように、患者さんが加入している医療保険には種々の保険者があります（「18. 最低限知っておかねばならないレセプトの知識

表1 医療保険の種類

	制度		被保険者	保険者
医療保険	社会保険（社保）	一般	健康保険の適用事業所で働く民間会社の勤労者	全国健康保険協会 健康保険組合
		日雇い労働者等	健康保険の適用事業所に臨時に使用される人や季節的事業に従事する人等（一定期間をこえて使用される人を除く）	全国健康保険協会
		船員保険（疾病部門）	船員として船舶所有者に使用される人	全国健康保険協会
		共済組合（短期給付）	国家公務員、地方公務員、私学の教職員	各種共済組合
	国民健康保険（国保）		健康保険・船員保険・共済組合等に加入している勤労者以外の一般住民	市(区)町村
	後期高齢者医療制度		75歳以上の方および65歳〜74歳で一定の障害の状態にあることにつき後期高齢者医療広域連合の認定を受けた人	後期高齢者医療広域連合

公費負担医療（「10. 健康保険とは別の公費負担医療とは？」参照）

は？」参照）。患者一部負担金を除いた診療報酬は、これらの保険者から支払われます。

　しかし、各医療機関からのレセプトは、この各々の保険者に直接請求するわけではありません。医療機関からのレセプトを一括して引き受ける審査支払機関として、
・社会保険：社会保険診療報酬支払基金
・国民健康保険／後期高齢者医療制度：国民健康保険団体連合会（国保連）
があります。

これら審査支払機関のおかげで、医療機関は、個々の保険者とやり取りせずに済むシステムになっています。

　保険診療をめぐる流れについては、「18.最低限知っておかねばならないレセプトの知識は？」図1を参照してください。支払基金／国保連ではレセプトの審査が行われ、保険資格や内容に問題があったレセプトは医療機関に返戻や査定としてフィードバックされます。支払基金／国保連の審査を通過したレセプトは、患者さんが加入する保険者でも同様に審査が行われます。

CHECK POINT

　上述したように、社保と国保の違いを詳しく知っておく必要はありませんが、クリニックの院長先生として知っておくべきは、レセプトの送付先である審査支払機関が社保と国保でそれぞれ違っていることで、この両機関によって、レセプトの基準に微妙な相違があることを覚えておいたほうがいいかもしれません。

---

10. 健康保険とは別の公費負担医療とは？

> **Q** 医療保険とは別に公費負担による医療制度があることは知っている
> のですが、開業医となれば、保険診療と違って、手続きや診療のと
> きやレセプト請求のとき、とくに注意すべきことはありますか？

開業決意FAQ

医療制度FAQ

スタッフFAQ

レセプトFAQ

経営判断FAQ

会社と財務FAQ

　前章でも触れたように、保険診療とは別に公費負担の診療がありますが、細かく見ると、表1に挙げたように、種々の公費負担医療制度があります。

　そして、各制度の根拠となる法律が異なり、大別すると感染症法などの公衆衛生関係、生活保護法などの社会福祉関係に分けられます。

　レセプト請求で目にする代表的なものには生活保護や自立支援医療（精神通院医療・更生医療など）があります。

事前に届出が必要な制度もある

　健康保険制度では保険の種類により患者さんが一部負担金を支払うルールになっていますが、公費負担医療制度で、公費が負担する対象は、

　①全額を公費で負担（患者負担なし）

　②医療保険を適用して自己負担金のすべてを公費負担

　③医療保険を適用して自己負担金の一部を公費負担

になります。このように税金など公費でカバーして患者さんの負担を緩和するものが公費負担医療です。ただし③のように、公費負担割合が患者さんの所得によって変わったり、患者さんの負担に上限額があったり、他の保険や制度との関わりによって公費負担の割合が異なったり、すこし複雑になっています。

　公費負担の財源としては、国によるものと都道府県・市区町村の地

表1　さまざまな公費負担医療制度

◎国の法律に基づく主な公費負担医療制度

根拠法令	給付内容	法別番号*
戦傷病者特別援護法	療養の給付（法第 10 条関係）	13
	更生医療（法第 20 条関係）	14
原子爆弾被爆者に対する援護に関する法律	認定疾病医療（法第 10 条関係）	18
	一般疾病医療費（法第 18 条関係）	19
難病の患者に対する医療等に関する法律		54
感染症の予防及び感染症の患者に対する医療に関する法律	結核患者の適正医療（法第 37 条の 2 関係）	10
障害者自立支援法	精神通院医療（法第 5 条関係）	21
	更生医療（法第 5 条関係）	15
	育成医療（法第 5 条関係）	16
	療養介護医療（法第 70 条関係）及び基準該当療養介護医療（法第 71 条関係）	24
児童福祉法	療育の給付（法第 20 条関係）	17
	障害児施設医療（法第 24 条の 20 関係）	79
	措置医療	53
生活保護法	医療扶助（法第 15 条関係）	12

＊受給者証に記載されている 8 桁の公費負担者番号の最初の 2 桁

◎地方自治体の条例に基づく公費負担医療制度

各地方自治体の条例等に基づいて実施しているため、制度の名称および制度内容等は各地方自治体により異なっています。

乳幼児等の児童に係る医療に関するもの	法別番号は自治体によって異なります
障害者及び障害児に係る医療に関するもの	
母子家庭の母及び父子家庭の父並びに母子家庭及び父子家庭の児童に係る医療に関するもの	

方自治体によるものがあり、クリニックで関係が深いのは市区町村による「心身障害者医療費助成制度」、「ひとり親医療費助成制度」、「乳幼児医療費助成制度」（市町村により名称はまちまちですが）でしょう。助成範囲や対象となる疾患等は公費や自治体により異なります。

　勤務医時代には、一部の制度での診療の制限の有無を知っておくぐらいでよかったのですが、クリニックでは、患者さんを公費で診療するには事前に届出が必要なものがあり、注意を要します（「5. 開業時に必要な役所等への手続きとは？」参照）。

電子カルテやレセコンには受給者証情報を入力

　公費負担医療の対象となっている患者さんは、保険証とは別に「受給者証」（医療証、患者票、○○手帳などさまざまな名称があります）を持参されます。受給者証には、健康保険証の保険者番号と同じように、8桁の“公費負担者番号”などが記載されていますので、必要な項目を電子カルテ／レセコンに登録する必要があります。

　入力項目は、医療保険と変わりませんが、これらの制度名が長いので、54（ごーよん「難病」）、マル乳（乳幼児……）、乳障母（乳児、障がい者、母子、など）などの略称（地域によって異なることもある）で呼称されることもあります。

CHECK POINT

　自院に関連する公費負担医療は診療科によって変わります。また一部負担金についても公費によってまちまちですので、電子カルテ／レセコンに正しく情報入力することがまずは大事な一歩になります。

　上述したように公費によっては保健所や都道府県に届出（申請）が必要なものがあります。診療科の特性に応じて開業時にコンサルタント等にご相談ください。

開業決意FAQ

医療制度FAQ

スタッフFAQ

レセプトFAQ

経営判断FAQ

会計と財務FAQ

11. 院内掲示物にはルールがある？

Q 開業するクリニックは、デザインにこだわって、掲示物をできるだけ少なくしてスッキリさせたいと考えていました。しかし、必ず掲示しておかないといけないものがあるなど、掲示物にルールがあると聞きました。どんな決まりがあるのですか？

院内掲示の規定

　院内掲示物については、実際に多くの規定（ルール）があり、地方厚生局による新規個別指導をはじめとした各種調査でも必ず確認されますので、注意が必要です。

　掲示が必要とされているものには、以下のようなものものがあります。

- ・保険医療機関である旨
- ・各種指定医療機関である旨（生活保護法や感染症法など）
- ・担当医師や診療時間表
- ・診断書の料金や有床診療所では個室料などの自費に関わるもの
- ・予約料など保険外併用療養費に関わるもの
- ・個人情報保護法で定められた事項
- ・診療報酬の算定要件や施設基準に定められた事項
- ・地方厚生局に届け出ている施設基準の一覧
- ・算定している診療報酬によっては敷地内禁煙である旨
   など

　さらに詳しい掲示義務のあるものについては、地方厚生局や各自治体の健康福祉課などのサイトで確認できます。

「掲示すべき」と明文化されていないものもある

　注意したいのは、院内に掲示すべきかどうか、判断するのが非常に複雑になっていることです。悩ましいのは、その規定の根拠となるものが、医療法だけでなく、行政から発出された通知によるもの（診療報酬に関連するものなど）、個人情報保護法など関連法規によるものなど多岐にわたることです。

　院内掲示を定める規定といっても、「掲示すべき」という直接的な表現がないものもあり、関連通知を読み込んで初めて掲示しなければいけないという文章に行き着く場合もあります。たとえば、「ニコチン依存症管理料」に代表される「○○管理料」などでは屋内禁煙である旨を掲示すべきことが要件とされます。

掲示する際の注意

　これらは、個々のルールによるものとしても、そもそも掲示物とは患者さんに必要な情報を提供するためのものです。せっかく掲示するのに患者さんに見られないのでは意味がありません。そのため、患者さんの目線に立ち、患者さんが必要とする情報は何なのか、自院が担っている医療機能は何なのかを振り返り、掲示する意味を理解しておくとよいと思います。

　一方で、不適切な掲示というものもあります。よく見かけるのは、「明細書発行体制等加算」に関連する掲示で、ルールでは「明細書を無料で発行している旨」を掲示するとされているのに、「明細書が必要な方はお申し出ください」という掲示では要件を満たさない

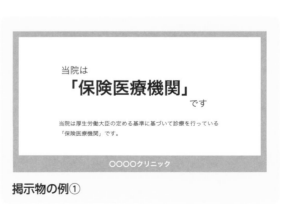

掲示物の例①

ことになります。明細書は原則として発行しなければならず、不要である旨を申し出た患者さんにはお渡しする必要はありませんが、前述の掲示例では発行しないことが前提となっていると受け取られかねません。

出産費用について

産科料金		内訳		
お産パック	総額	出産一時金	予約金	退院時 お支払い金額
	700,000 円	420,000 円	100,000 円	180,000 円

■分娩費用に含まれるもの（最長で 14 日間）
・分娩介助料・入院料（全室個室）・アメニティ・お食事・お祝い膳
・産科医療補償制度掛金
　※日祝・夜間早朝等の加算は頂いておりません。

保険外負担に関する費用について

特別の療養環境の提供			
区分	使用料	病床数	病室
1 人部屋	15,000 円	4 床	205, 206, 210, 211
ファミリールーム	30,000 円	2 床	215

※1日につき（0時〜24時）

その他の事項	
保険会社用診断書	7,000 円
診療録等コピー代	110 円
特定治療支援事業申請書・受診等証明書	3,300 円
出産費請求書	2,200 円
妊娠証明書	2,000 円
妊婦紹介状	3,300 円
検査結果再報告	5,000 円
処方箋再発行料	680 円
郵送代	370〜1,000 円

※上記金額は 2021 年 4 月 1 日現在のものです
※料金については予告なく変更させていただく場合があります

○○クリニック

掲示物の例②

CHECK POINT

　多くのクリニックで、院長先生だけでなく事務スタッフも掲示のルールについてあまり意識されていないという印象があります。そのため、指摘を受けることが多いので十分に注意しておきたいと思います。

　これらの掲示物を掲示するときの注意としては以下の2点です。
　　・患者さんから見やすい場所に掲示する（待合室など）
　　・製薬企業が作成した啓発ポスターなどで、その内容から
　　　施設基準や算定要件を満たさないものは不可

12. 初診受付で保険証をコピーして保管してもよい？

Q これまで初診の患者さんが出された保険証は、コピーしていました。レセプトの確認用に保存しておきたかったのです。しかし、保険証はコピーしてはいけないと聞きました。保存もダメなのでしょうか？

療養担当規則のなかで、「診療のつど医療機関が保険証を確認すべき」と既定されており、受付で患者さんの保険証をお預かりして確認することは当たり前で習慣にもなっています。保険証をコピーして保存しておくと患者さんが転職されたときなど、履歴を確認することを目的として保存していた時代もありました。

個人情報保護のためコピーは避けるべき

しかし、近年の電子カルテでは、保険証を確認した記録ができる機能がありますので、それを活用すべきです。たとえ、まだ紙カルテを使用をしていても、個人情報保護の意識が高まった現在、保険証のコピーは避けるべきです。

地方厚生局の指導でも「保険証のコピーは望ましくない」とされていますし、新規個別指導などで、よく指摘されるのが「保険証のコピー」の有無です。

保険証コピー保管上のリスク

実際に保険証のコピーを保管することで個人情報保管上のリスクが生じることがあります。たとえば、紙カルテのファイルから知らないうちに脱落したり、保険証のコピーの裏をコピー用紙にしたりメモとして再利用している光景をたまに目にすることがあります。

もし、どうしても保険証のコピーをする必要がある場合には、個人情報保護をしっかり認識し、患者さん本人から同意を得たうえで、コピーをとり、万が一にも漏洩しないような保管方法をとることや役目を終えたらシュレッダーなどを用いて復元不可能な情報にして廃棄することが求められます。

CHECK POINT

　近年では、患者さんの個人情報保護に対する意識も高まっており、院長先生もスタッフも個人情報保護をしっかり認識すべきです。"個人情報保護法"では、個人情報の利用目的を特定し、院内掲示などの方法で患者さんに周知することが求められています。さらに、職員全体に向けて定期的な啓発の研修が求められていますので、研修をきちんと行い、

・自院に保管されている個人情報は何か？
・それはきちんと保管されているか？
・漏洩リスクはないか？
・保管しておく必要性が本当にあるか？
ということを全員の共通認識にします。

　医療機関の個人情報保護については、個人情報保護委員会と厚生労働省が作成した『医療・介護関係事業者における個人情報の適切な取扱いのためのガイダンス』（2017 年版、2020 年一部改正）と、それを元に医療現場での具体的な考え方を示した『「医療・介護関係事業者における個人情報の適切な取扱いのためのガイダンス」に関する Q&A（事例集）』
(2017 年版、2020 年一部改正) が参考になります。
https://www.mhlw.go.jp/stf/seisakunitsuite/
bunya/0000027272.html

　なお 2021 年 10 月より稼働が始まったオンライン資格確認システムでは、保険証をコピーする必然性はなくなったといえます。

13. 親しい友人を診た場合でも 一部負担金はもらうべき？

Q 親しい友人が受診に訪れ、とりあえず診察して薬を処方しましたが、他人行儀だと思って、一部負担金をもらいませんでした。しかし、これは問題があると指摘されました。なぜいけないのでしょうか？

健康保険法等の規定で、患者さんは一部負担金を必ず支払う必要があるとされています。

健康保険法の規定

（一部負担金）
第七十四条　第六十三条第三項の規定により保険医療機関又は保険薬局から療養の給付を受ける者は、その給付を受ける際、次の各号に掲げる場合の区分に応じ、当該給付につき第七十六条第二項又は第三項の規定により算定した額に当該各号に定める割合を乗じて得た額を、一部負担金として、当該保険医療機関又は保険薬局に支払わなければならない。

どんなに親しい友人・知人、また家族に対して、あるいは、福利厚生の一環として、自院スタッフに対してであっても、診療した場合には、カルテを作成して記録し、保険者によって保険請求の可否が違いますが、保険請求する場合、その一部負担金を受け取らなくてはならないことが決められています（「8.「自己診療」・「自家診療」とは？」参照）。

負担金を受け取らないことが問題になる場合

場合によっては、一部負担金を受け取らないことが問題になること

開業決意FAQ　医療制度FAQ　スタッフFAQ　レセプトFAQ　経営判断FAQ　会計と財務FAQ

もあります。たとえば、近くの薬局（いわゆる門前薬局）の関係者を診察した場合、一部負担金を受け取らないと「独立性が得られてない」として利益供与とみなされる場合があります。心情として、「親しい間柄なのに自己負担金をとるなんて他人行儀みたい」という気持ちは理解できますが、上記のように法律で支払い義務の規定があるので、まず支払いを受ける必要があるのです。

生活困窮者には減免・免除の制度の活用を

　このように、保険診療においては、患者さんの一部負担金については、まず徴収することが建前になっています。もし生活が困窮している患者さんを診て、「一部負担金を免除してあげたい」と思った場合には、まず行政サービスの利用を検討してもらってはいかがでしょうか。地域の市区町村の健康福祉課のような窓口を紹介するとよいでしょう。

CHECK POINT

　常日頃から、行政サービスの情報を入手しておくとよいと思います。病院の医療相談員（MSW）さんは、患者さんから医療費の相談が多いことから情報に詳しいので、病院に勤務しているうちにMSWさんに確認しておくといいかも知れません。

　最近は各地で災害が発生することが増えていますが、災害発生時には一部負担金の減免や免除などの通知が発出されますので、近隣で災害が発生した場合は地区医師会等からの情報に注意してください。

14. 開業 1 年後の調査とは？

Q 開業してから 1 年後に調査や指導があると聞いて不安になってきました。何を調査されるのでしょうか。事前に注意しておくことはありますか？

　開業からおおむね 1 年前後（都市部など医療機関が多い地域ではもっと遅くなる場合も）に地域の厚生局が行う「新規個別指導」といわれるものがあります。

　"指導" という言葉にとても不安になられることが多いようです。ちなみに、混同されやすい医療機関（とくにクリニック）への "指導" 等の種類とその違いをあげてみます。

集団指導	診療報酬改定の年などに大人数を集めて集合教育形式で行われる
集団的個別指導	都道府県ごと診療科ごとに算出されるレセプトの平均点から一定程度高い医療機関が対象となる
個別指導	保険者や患者からの通報などに基づき、個別に実施される
生活保護法による立ち入り調査	厚生局ではなく行政により適正な医療の提供が行われているか確認される
監査	個別指導等で重大な問題が発覚した場合に原則として行政処分を前提に行われる

新規開業者全員が対象

　文字通り新規開業したすべての医療機関に対して、まだ保険診療に慣れていない時期に、いろいろな注意点（カルテ記載など）について徹底してもらうことを目的に、質問・確認などの指導が行われます。

開業決意FAQ

医療制度FAQ

スタッフFAQ

レセプトFAQ

経営判断FAQ

会計と財務FAQ

ただし、予期せぬ質問があることもありますので、保険請求の根拠を示せるように日頃からしっかりと確認しておくことが大事です。

　指導が中心とはいえ、診療報酬算定上、あまりにも要件が満たせていない場合（医学管理料等の指導の要点が未記載など）には自主返還などを求められることもありえますので、保険医としてしっかりとした知識を持つことが大切です。

必要以上に心配する必要はない

　よく「監査に入られた」という方もいますが、"指導"と"監査"は全く別物です。「新規個別指導」は原則として新規開業のすべての医療機関が通る道であって、診療内容に問題があって呼ばれるという特別な事情があるケースとは別物ですので必要以上に心配することはありません。

　あくまでも保険診療のルールが理解されているかを確認するものですので、保険診療の基本原則を確認したうえで診療とレセプトの請求を行っていれば問題ありません。

　カルテは保険請求を行ううえでの根拠となる書類です。診療報酬請求上の要件としてカルテ記載が重要であると同時に、指導員は医師であるため、診療のエビデンスを求められることもあるので、些細なことでも記載をすることを意識しましょう。

　なおカルテ記載について注意すべき点は、「19. レセプト請求とカルテ記載の関係は？」も参照してください。各地方厚生局のホームページに掲載されている「個別指導及び適時調査において保険医療機関等に改善を求めた主な指摘事項について」という文書に目を通しておくと参考になります。

必要な書類等

　参考までに、「新規個別指導」のために必要な書類等を紹介します。

○新規個別指導時に準備する書類の例

1 診療録等 (別途通知される「対象患者一覧」に係る次の初診時からすべての記録 (自費診療分に係るものを含む))

　①診療録

　※療養担当規則第 22 条に基づく様式第一号 1・2・3 (電子カルテについては当該様式をすべて印刷)

　②在宅医療に係る関係書類

　③検査結果・画像診断フィルム等 (CD-R 等の媒体に収録しての持参も可)

　④リハビリテーション関係書類

　⑤デイ・ケア等に係る関係書類 (精神科の場合)

　⑥透析に係る関係書類 (人工腎臓を実施している場合)

　⑦患者等への交付文書 (提供文書) の控え又は写し

　※上記①から⑦は電子媒体で保存している場合は、原則として事前に見可読能な状態で印刷して持参

2 特定保険医療材料及び薬剤等の購入・納品伝票 (直近 1 年分程度)

3 審査支払機関からの返戻・増減点通知に関する書類 (直近 1 年分程度)

4 薬剤情報提供に係る文書 (薬袋で行っていてる場合は薬袋)

　※院内処方で該当する場合のみ

5 院外処方箋を発行している場合は処方箋の用紙

6 患者ごとの一部負担金徴収に係る帳簿、患者ごとの内訳のある日計表等

7 診療費請求書及び領収証 (控)

8 有床診療所の場合 (下記①から③については、上記 1 に係る患者分のみで可)

　①入院申込書綴

　②入院患者外出・外泊許可書綴

　③差額室料を徴収している場合は特別療養環境室入室患者同意書綴

　④食事、寝具設備及び医療事務に係る委託契約書その他の関係帳簿類

　⑤次の文書の様式 (記載前のものを各 1 部。写しでも可)

開業決意FAQ　医療制度FAQ　スタッフFAQ　レセプトFAQ　経営判断FAQ　会計と財務FAQ

ア．診療所案内及び入院案内

　　イ．入院申込書

　　ウ．外出・外泊許可書

　　エ．診療費請求書、領収証及び明細書

　⑥看護配置に関する諸記録（直近3か月分。タイムカード等でも可）

9 診療に関する院内、院外掲示物すべて（写し、写真でも可）

10 保険医に係る出勤簿等

　※備えている場合（直近1年分程度。非常勤職員も含む。タイムカードでも可）

CHECK POINT

　　新規開業の保険医なら誰もが経験するものですが、多くの新米開業医の先生方が同じように不安に思っておられるようです。おそらく、先輩開業医師から半ば脅されるように話を聞かされたりして、「個別指導」という言葉の響きを恐ろしく感じてしまうのではないかと思いますが、必要以上に恐れる必要はありません。

スタッフ FAQ

15. 開業スタッフは何人くらい 必要？

Q 整形外科で開業予定です。リハビリスタッフも必要ですが、開業時にあまり人数を増やしたくありません。開業当初スタッフはどのくらい必要と考えたらよいでしょうか？

　どんな診療科でも同じですが、開業当初は当然ながら、いきなり患者数がフルになるわけではありません。そのため運転資金の追加借入などのリスクを減少させるためにも、患者数の増加に合わせて、クリニックの増築や増員計画を立てることを推奨しています。

開業後の患者数の予想

　患者さんが緩やかに増加していくものとし、たとえば4月開業で1日30人の患者数から始まるとして、1ヵ月経過するごとに1日当たり患者数が10人ずつ順調に増えていくと仮定します。ただし、整形外科では、3、4月の暖かくなるシーズンに患者数が増え、11〜12月の冬場では、寒さのため患者数の増加は期待できない傾向があります。

開業後の患者推移イメージ（整形外科）

	4月	5月	6月	7月	8月	9月	10月	11月	12月	1月	2月	3月
1日患者数	30人	40人	50人	60人	70人	80人	90人	100人	100人	100人	100人	110人

　このような推移で患者数が増えていくことを予想すると、スタート時点は、最小限でも

・受付2名
・看護師2名
・理学療法士（PT）2名

の人員体制とします。開業スタッフをなるべく少人数とするにしても、あまりに人数が少ないと、逆に患者さんの印象がよくありません。そのため一定人数は確保します。

業務時間から計算する必要人数

受付スタッフ

　患者さん1人につき純初診であれば受付業務・カルテ入力に5分くらい、問診表記入のお願い・回収、診察券作成などの事務処理に5分くらい。再診患者さんであればカルテ出しなどで1分少々。

　診療後の会計業務としては診察券のお渡し、金銭の授受に3分くらいですが、リハビリや検査など予約が必要な場合、プラス3分から5分の対応時間と考えます。カルテ入力、チェック作業なども考えて受付スタッフ1人で1時間に5〜6人の事務処理ができることになります。診療時間としては午前3時間、午後3時間ですが、その前後30分を受付開始、会計終了時間とすると1日8時間の勤務時間、事務処理時間になるため、受付1人で1日で患者さん40人〜50人対応することができます。

　したがって、受付2人体制でスタートすれば半年後に1名増員が必要になります。そして1年後にはさらに1名増員が必要となるため、余裕をもって半年後に2名増員予定とします。これは、同期入職すると、スタッフの定着率が高くなるという効果も考慮しています。

看護スタッフ

　診療補助業務として、患者数が少なく1診で回せる間は1人体制で十分ですが、2診で回すようになれば2人体制が必要になってきます。看護師の増員は診療人数とリハビリ人数それぞれの増加ペースによって考えます。

理学療法士（PT）

　PTのリハビリ時間を患者さん1人20分（1単位）とした場合、6時間の診療時間（午前3時間・午後3時間）ピッタリで終了する場合、PT1人で3人×6時間＝18人（3単位）／日のリハビリ作業となります。

　リハビリの記録、カルテ入力などをPTがする場合、1人の患者さんにプラス5分と考えると診療時間終了プラス90分程度の入力時間が必要となってきますので、有資格者の時間を有効に活用するためにも、また受付・会計などをスムーズに済ませられるようにするためにもリハビリ・クラークの配置がポイントになってきます。

人員体制計画

　以上をまとめると、
・開業当初：事務2名、看護師2名、PT（理学療法士）2名
・半年後（1日当たり患者数が100人超え）：事務4名、PT4名、リハクラーク1名、看護師は診療内容によって増員とする
　診療が順調に進み1日当たり患者数が150人超えになった場合
・受付　4名＋1名
・リハビリ　100人÷18人＝約6名
・リハクラーク　2名
・看護師　3名
このような体制になります。

CHECK POINT

　リハビリスペースは増築して広げる事例もしばしばあります
が、待合室の増築は診療継続中では、実質むずかしくなります。
そのため、ハード面での設計時のポイントとしては、
・待合室の広さは想定人数分を確保
・リハビリスペースは増築スペースを確保
・もしくはデイケア棟の併設などのスペースを確保
・ビル診の場合は同じビル内の空室情報を確認
・スタッフルーム（男女別に留意）も余裕を持ってやや広めに
　設定しておくことが必要です。
　リハビリに力を入れていく予定であれば、開業当初から増築
（ビル診であれば増床）を視野に入れたレイアウトを考えてお
くとよいでしょう。

16. スタッフは経験者のほうが よい？

Q 今度、開業するにあたり、現在勤務している病院の事務職にオープニングスタッフとして来てもらおうと考えています。病院事務の経験者なので即戦力を期待しているのですが、先輩開業医から「やめたほうがよい」と言われました。本当のところはどうなのでしょうか？

　開業するときスタッフが新人ばかりでは不安があるのは当然です。開業時に限らず、複数のスタッフが辞め急遽募集するときも、できれば即戦力を期待したくなるものです。そこで、以前勤務していた病院のなじみのある職員を引き抜こうとつい考えてしまいます。しかし、これはよくあるピットフォールになります。

　実力もわかっていて気心も知れている病院のなじみの事務職員なら、頼りになると思えるかもしれませんが、それだけの理由で病院職員を引き抜くと後から大きなトラブルになることがあります。

病院事務とクリニック事務の違い

　病院での医療事務経験があれば、クリニックの事務なら何でもできると考えがちですが、必ずしもそうとは限らないのが悩ましいところです。

　「21. クリニックと病院のレセプトではどう違う？」でも述べていますが、クリニックと病院の診療報酬は、医師が考える以上に違いがあります。

　また、医師と同様に医療事務職も診療科が違うと勝手が違うと感じるようです。病院で幅広い診療科の事務を担当して経験を積んでいる人ならともかく、たとえば整形外科の事務だけしか知らない人に、内科のクリニックの事務についてもらうなら、過剰な期待をしないほう

がいいかもしれません。

　クリニックの業務と病院の業務との違いでやっかいなのは、事務や看護師等の職種を問わないことです。簡単に言えばクリニックでは病院と違って自分たちでなんでもやらなければいけないということです。病院では職種ごと、業務ごとにシステマチックに行動しますが、クリニックの業務ではそうもいかないことが多く存在します。

　たとえば一番問題になるのは掃除ではないでしょうか。病院では委託業者が定期的に掃除をしてくれますので、自分たちで掃除をしたことがないスタッフがほとんどですが、クリニックの場合はよほどの規模でない限りは自分たちで実施するでしょう。トイレ掃除などは最初は抵抗が大きいかもしれませんが、事務や看護師も含めて"お互い様"の精神で行うことが求められます。

　「気がついた人が気がついた時に」掃除するのが理想的ですが、場合によってはローテーションなどを組まなければならないこともありえます。

　また、病院ではシフト勤務により時間の区切りが明確にされますが、クリニックの場合は限られたメンバーで診療を回さないといけませんので、病院以上に"患者さん次第"の側面が強くなりますし、建物の空間も限られるため四六時中顔を合わせていることになりますから、院長としては万が一感情的な衝突が起きた場合に逃げ場がないということも頭に入れておく必要があるといえるでしょう。

病院での同僚からクリニックの雇用関係へ

　病院では、親しくしていた同僚であっても、自分が院長になって、雇用する立場になるわけです。そのようなお互いの関係が変化することで想像もしないトラブルになることがあります。

　たとえば、

・勤務医時代は同じ従業員の立場であったが、開業後は経営者と従業員とい

う真逆の立場になる
・勤務医時代に約束した賞与などが払えない場合もある
・その結果、「先生は開業したら財布の紐が固くなった」などと言われかね
　ない
・診療報酬体系は病院とクリニックでは違うため、病院経験者はクリニック
　の診療報酬をよく知らない
・院長と引き抜いたスタッフの仲の良さをやっかむスタッフが出てくる

というような誤解や考え方の齟齬が生じる可能性があります。

患者さんとの距離感の違い

　院長先生もお気づきだと思いますが、病院とクリニックでは、患者さんとの距離感も違います。病院では、患者さんは、総合受付、各科の受付、会計、看護師と、それぞれの部門ごとに接してこられますが、クリニックでは、受付と診察室だけです。つまり患者さんと接する密度が濃いといえます。分業化された病院で有能なスタッフだったからといって、クリニックですぐに対応できるとは限らないことも多いと実感されているのではないでしょうか。

　病院のスタッフは職種を問わず患者さんへの声かけに慣れていない人もいるようですが、むずかしく考える必要はなく、「今日は良いお天気ですね」、「その後お加減はいかがですか？」、「今日は混み合っていますのでお待ちいただいて申し訳ありません」、「空調は寒くありませんか？」など、ごく日常的なコミュニケーションができれば問題はありません。

　もしスタッフのコミュニケーションに不安を感じるような場合は、接遇のセミナーなどを受講させることも考えてみてはいかがでしょうか。

CHECK POINT

　以上、病院とクリニックでは、まったく違う環境といえます。とはいえ、病院時代の気心の知れたスタッフが居ることも院長先生には心強い存在となるでしょうから、もし勤務医時代のスタッフを採用したい場合には、事前にしっかりと病院とクリニックの相違を認識してもらい、とくにクリニックの診療報酬の勉強をしてもらうようにお願いしておきましょう。

　元病院から引っ張ってきたスタッフは、"元同僚"という思いもあって院長に対してタメ口になることもあります。しかし、過度に馴れ馴れしいと組織としての統率に問題が出る場合も考えられます。また、引き抜いたスタッフの給与が著しく高い場合などは、他のスタッフの不満の原因にもなり得ます。筆者の経験では、給与明細を見せ合うスタッフも少なからずいますので、注意が必要かもしれません。

　採用にあたってはきちんと話し合いを重ねて、立場の違いを意識してもらいましょう。

17. ICT を充実させれば受付・事務スタッフは不要？

Q 開業するにあたって、電子カルテはもちろん導入予定です。しかし、考えてみれば、電子カルテに医師が入力し、自動精算機があれば、事務員も要らないのではないかなと思えてきます。実際にそういう例はあるのでしょうか？

ICT 化で受付の無人化は可能だが……

近年、医療の世界でもいろいろなところで ICT 化が進んでいます。ICT を得意とする医師のなかには、院内のシステムの ICT 化を進め、受付もロボットに任せようという方もおられます。

確かに電子カルテは医師が入力するとミスの可能性も低いでしょうし、最近の電子カルテには、入力アシストとして高機能でさまざまなアラート機能や点検機能が付いています（場合によっては外付けソフト）ので、レセプトの請求漏れも少ないといえます。さらに患者さんの一部負担金の計算は基本機能として実装されているので（メーカーによっては別体型もある）、会計もスムーズになるはずです。

一方の患者さん側でも、店舗等で非接触の対応にすっかり慣れてしまって、無人式の機械対応に何ら抵抗感のない方も増えてきました。さらに保険証の確認もオンライン資格確認システムを利用すれば、患者さん自身の操作で完結します。

これでは受付の無人化ばかりでなく、事務スタッフも不要になるという考えがでてきても不思議ではありません。

受付・事務の現実問題

しかし、ここで、受付・事務の役割について現実問題として考えてみましょう。

①レセプト点検

医師が直接入力した電子カルテからレセプトをそのまま請求しても問題がないと思われるかもしれませんが、「20. 電子カルテの内容をそのままレセプトとして請求可能？」に詳述しているように、現実的には医師だけでは細かいところで算定漏れや算定間違いなどがどうしても生じます。そのため、審査支払機関から返戻や査定が返ってくる可能性が高いといえます。このようなことから、"医学的な目線"とは別に"事務的な目線"でレセプトを点検することが必要になってきます。

②受付業務

・患者さんが来院されたときの受付業務
・待合室での患者さんの応対
・（電子カルテ／レセコンで一部負担金の計算ができても）患者さんとの金銭の受け渡し
・自動精算機やオンライン資格確認システムのトラブル時の対応

が必要となります。いくら受付業務を患者さんにセルフ対応していただいても、患者さんは、何らかの訴えをもって受診されるので、それをお聴きする受付の存在は欠かせません。かといって、院長先生が一人ひとりの患者さんに診察以外の業務で対応することは物理的に不可能です。

クリニックの受付・事務業務の現状

実際にクリニックの受付と医療事務スタッフに求められる業務には、表1のようなものがあります。

このリストから、医療事務スタッフは、正しい保険診療の知識を持ち、ともすればコスト度外視で行われた診療の適正化をはかる役目があるともいえます。

とすると、このような医療事務の業務は一人ではこなせるものではありません。そこで、スタッフのうち一人を核となる人物として常勤で置き、あとは非常勤にする考え方もあります。

表1　受付・事務スタッフの仕事

○窓口での患者対応（受付・会計）
　・医療機関の顔である
　・請求事務能力の高さだけでなく接遇能力も
　・患者さんが医師には言えない悩みや訴えを聴く役割
　・待合室の患者さんの様子を観察する
○診療報酬の請求
　・経営の基盤となる診療報酬を担当する
　・請求ミスも医療事故と心得る
○医療機関の舵取り役
　・診療報酬や医療行政の動向を見極める
○医療機関内の調整役

CHECK POINT

　新型コロナウイルス感染症をきっかけに、医療に限らず"非対面での取り組み"が急速に進んできました。医療機関でも、近い将来には、受付はロボットやタブレット端末が対応する時代になるかもしれません。2021年度からはレセプトの審査にもAIが導入されましたので、電子カルテにもレセプトチェックを助けてくれるAIが搭載される可能性も否定できません。それでも、レセプトチェックには、事務的な目線も必要です。

　また、将来、レセプトの比重が小さくなって、「医療事務」という概念が大きく変わる可能性があるかもしれません。しかし、それでも医療機関では、"患者さんの対応"という決しておろそかにできない役割があります。そのための人員をゼロにすることは現実的ではありません。

レセプト FAQ

18. 最低限知っておかねばならないレセプトの知識は？

Q レセプトのことは、何となく知ってはいるつもりなんですが、開業したら、自分の責任でレセプトを出さないといけないと思うと不安です。今、漠然とした知識しかありませんので、正しく算定できるかどうか不安です。開業時にどこまで知っておいたらいいですか？

経営の根幹となるレセプト請求

　レセプトをきちんと作成し請求しないと収入とはなりません。開業すると、すぐにこの作業が始まりますが、重要なことは、レセプトを出しても、実際にお金が入るのが2ヵ月後になるということです。これをご存じなくて、開業したものの運転資金に困られるケースもあります。

　クリニックの収入は、診療報酬がその根幹となっています。医療機関で保険診療の占める割合は診療科などにより違いはありますが、9割前後は保険請求による収入とされています。それだけにレセプトをきちんとしておかないと、経営の屋台骨も揺らいでしまいます。

　とはいえ、正直なところ、レセプトや診療報酬について、基本的なところからきちんと学ぶには時間を要します。

　そのため、ある程度、レセプトの流れや言葉を知っておく必要があります。そこで、開業したらすぐに必要となるレセプトの知識のうち、最低限つかんでおきたい項目について、いくつかのキーワードを挙げてみます。

知っておきたいレセプトの基本用語

　まず、保険診療をめぐる、患者さん（被保険者・被扶養者）、医療機関、保険者、審査支払機関の関係と全体の流れを把握してください（図1）。

キーワード１：保険診療

　レセプトは、つまり保険診療によって得られた診療報酬を請求することです。保険診療とは、［健康保険法］などをもとにして、ルールに則った診療を行うことで一定水準以上の医療を保障する仕組みです。原則として、日常生活で発生した疾病・負傷などが対象です。保険医療機関と保険医という二重指定制度が採られています。

キーワード２：診療報酬

　保険診療のルールのもと、全国統一基準で個々の診療行為の価格を定めているものです。価格以外にも算定するための基本的な条件（算定要件）や、一定以上の水準（施設基準）を満たすことで算定できる点数などが定められています。それぞれの価格は、保険点数（１点10円）として表されます。

キーワード３：診療報酬改定

　２年に１度、公定価格である診療報酬の見直しが行われます。この改定によってその後の医療の方向性が決まるといえるでしょう。

キーワード４：療養担当規則

　保険医療機関と保険医が遵守すべき内容が定められており、保険診療を行ううえでとても重要な規則です。もう少し詳しくは、「7.「療養担当規則」とレセプトの関係とは？」を参照してください。

キーワード５：レセプト

　患者ごと、診療月ごと、入院・外来・調剤別ごとに分かれた診療報酬明細のことで、作成にあたっては細かなルールがありますが、現在では、電子カルテ／レセコンに正しく入力すればむずかしくはありません。しかし算定要件によっては入力に注意が必要なものもあります（「19. レセプト請求とカルテ記載の関係は？」参照）。

開業決意FAQ
医療制度FAQ
スタッフFAQ
レセプトFAQ
経営判断FAQ
会計と財務FAQ

図1　保険診療の仕組み

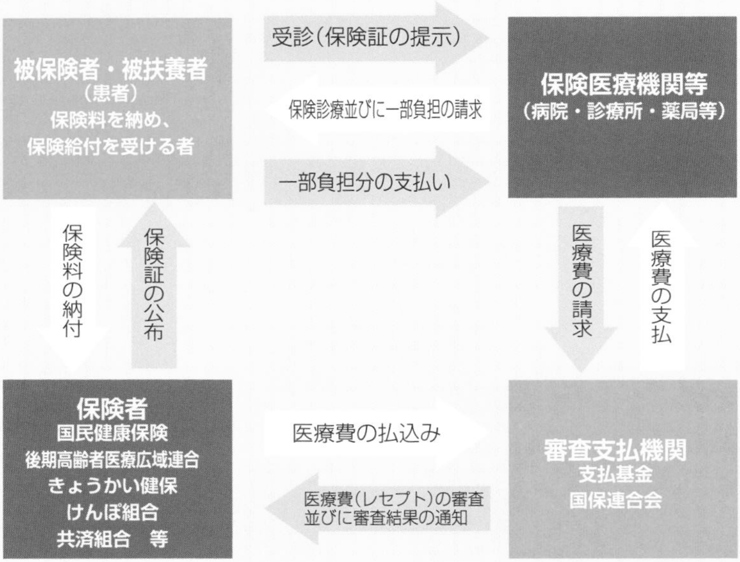

図中の文字：

被保険者・被扶養者（患者）
保険料を納め、保険給付を受ける者

受診（保険証の提示）
保険診療並びに一部負担の請求
一部負担分の支払い

保険医療機関等（病院・診療所・薬局等）

保険料の納付
保険証の公布

医療費の請求
医療費の支払

保険者
国民健康保険
後期高齢者医療広域連合
きょうかい健保
けんぽ組合
共済組合　等

医療費の払込み
医療費（レセプト）の審査並びに審査結果の通知

審査支払機関
支払基金
国保連合会

仲野豊：34. 医療保険に伴う給付の仕組み、『2040 年に向けて医療はこうなる！』、P67、プリメド社、2020

キーワード6：レセプト審査

　請求したレセプトが客観的に適正か（病名があるか、処方量や処方期間など）どうかを、審査支払機関と保険者が点検します（図1）。審査の結果、そのレセプトで保険診療のルールに合致しない、医学的妥当性を欠く等の判断がされたら、返戻（レセプトの差し戻し）や査定（請求した診療報酬が認められない）といったことが発生します。

CHECK POINT

　今は、電子カルテ／レセプトコンピュータが進化して、保険請求に必要な入力はあまり迷うことがありません。しかし、病名漏れ確認、査定対策などのチェックは事務スタッフ任せにするのではなく、院長先生も関心をもつべきと思います。法的にはレセプト提出の最終責任者は管理者である院長とされています。

　レセプトの審査を行う審査委員は医師が行っていますので、一見不合理と思われる審査結果でも、そこに至る理由がある場合がほとんどです。診療報酬改定に合わせて行われる集団指導の資料などを熟読することをおすすめします。

開業決意FAQ
医療制限FAQ
スタッフFAQ
レセプトFAQ
経営判断FAQ
会計と財務FAQ

19. レセプト請求とカルテ記載の関係は？

Q レセプト請求に関して指導があり、カルテ記載について指摘を受けました。レセプトには診療内容を書くわけではないのに、何が重要なのでしょうか？

カルテ記載が算定要件となる診療報酬

　カルテは医師の診療の記録というだけでなく、診療報酬に関して、"〇〇指導料"や"〇〇管理料"など、算定要件で記載が求められているものがあります（表1）。保険診療においては、カルテに記載のない事項がレセプトで請求されていると、「不正請求」、「架空請求」と受け取られかねません。

　つまり、カルテとレセプトとできちんと整合がとれているかが重要です。実際に算定要件にあるような診療を行ったとしても、ついつい忙しくてカルテに記載漏れがあれば、個別指導などの際に指摘され、場合によっては自主返還となります。

カルテ記載を日頃から意識

　ときおり、クライアントの医療機関から「個別指導に指名されてしまったので当院のカルテを見てほしい」と要請されることがあります。実際に拝見してみると、完璧に書かれたカルテにはお目にかかったことがないと言っても過言ではありません。

　改めて言うまでもないのですが、カルテは患者さんとのやり取りの備忘録である側面と同時に、医師法に規定される公的な書類でもあります。

　そのため、求められる事項はしっかりと記載しましょう。カルテは

表1　カルテ記載が算定要件となる診療報酬例

診療報酬例	カルテへの記載要件
特定疾患療養管理料	管理内容の要点
悪性腫瘍特異物質治療管理料	検査の結果及び治療計画の要点
特定薬剤治療管理料	薬剤の血中濃度及び治療計画の要点
ウイルス疾患指導料	療養上必要な指導及びウイルス感染防止のための指導内容
小児特定疾患カウンセリング料	診療計画及び指導内容の要点、カウンセリングに係る概要
てんかん指導料	診療計画及び指導内容の要点
難病外来指導管理料	診療計画及び指導内容の要点
皮膚科特定疾患指導管理料	診療計画及び指導内容の要点

診療報酬請求の根拠であり、カルテ記載は医師法や療養担当規則における義務なのです。

　カルテ記載にあたっては、言うまでもなくSOAPについてだけではなく、診療報酬の算定要件で求められるカルテの記載事項にも注意が必要です。

　たとえば内科などで「特定疾患療養管理料」を算定する場合には、「指導の要点をカルテに記載する」と規定されています。個別指導などでは、カルテに記載がないことは診療していないことと同義として扱われますので、日々の診療時からカルテ記載を意識をする必要があります。

　レセプトに、いわゆる「保険病名」が付くような場合は、カルテ記載とレセプト請求に矛盾が生じるので、無理に病名を付けるのではなく、カルテとレセプトに必要理由（コメントや症状詳記）を記載するように心がけましょう。

　またカルテ記載は医療事故対策の側面もありますので、細かな記載が求められます。

　忘れがちなのは、算定する診療報酬の「算定要件」の存在です。患者さんが立て込んだ時などについつい後回しにしたまま記載を忘れてしまうというのが最も多い記載漏れの理由かと思います。

　事務スタッフの協力も得て、その日の診療について記載漏れがないか確認をする仕組みを構築するとよいと思います。

20. 電子カルテの内容をそのまま レセプトとして請求可能？

Q レセプトの請求は色々と注意事項があると聞きましたが、電子カルテを使っていたら、入力した内容をそのままレセプトとして請求できるので、問題ないのではないでしょうか？

開業決意FAQ

医療制度FAQ

スタッフFAQ

レセプトFAQ

経営判断FAQ

会計と財務FAQ

　「17.ICT を充実させれば受付・事務スタッフは不要？」でも触れましたが、最近の電子カルテは非常に優秀で、初・再診料の入力をはじめとして、さまざまな自動入力が用意されているメーカーもあり、過去に比べると請求漏れなどは非常に少なくなっていると言えます。

機械的に処理できないレセプトもある

　しかし、初診料・再診料や処置・投薬料などの所定点数については医療行為を行った医師が入力しますから、入力漏れは考えられないのですが、注意すべきは点数表を読み込まないと気がつかない診療報酬や、所定点数に対する加算点数です。

　たとえば、
・再診料に対する時間外対応加算
　　→施設基準の届出をしないと算定できない
・診療情報提供料（紹介状）に対する各種加算
　　→どのような疾病の患者さんをどこの医療機関に紹介するかによって加算点数が変わる
・創傷処理に対するデブリードマン加算
　　→創傷の状態によるので機械的な自動入力は無理
・特定疾患療養管理料をはじめとした医学管理料の算定
　　→算定要件を意識してカルテに指導の要点を記載する必要あり

など、機械的にレセプト処理できないケースがあり、また、その他、算定ルールを知らないことで、知らず知らずに過剰請求を行ってしまう可能性もあります。

診療報酬点数表を見ないと気づかないこともある

医師が電子カルテに入力しているから大丈夫と思っていても、また電子カルテやICTが進化しても、入力する部分を人間が担う以上、請求漏れや請求間違いは起こりえます。

請求漏れや請求間違いは、いろいろなケースがあります。

広義の請求漏れ	狭義の請求漏れ
・基準を満たしながら施設基準の届出を行っていない ・届出内容が算定内容に反映されていない	・処置・手術や検査などに使用した薬剤の入力忘れ ・薬剤、材料の使用量の入力誤り ・電子カルテ／レセコンの設定誤り ・カルテへの書き忘れ、入力漏れ

それらを回避するためには、電子カルテの内容そのままではなく、ヒトの目（とくに事務スタッフの視点で、ある程度のレセプトの知識があると望ましい）で点検をするか、レセプトチェックソフトを活用するなどの工夫が必要です。

確かに、現在の電子カルテ／レセコンは、本当に高機能になっていて、自動算定の機能も充実していますが、どんな高機能な電子カルテであっても、入力しない限り算定できない診療報酬があるからです。

保険請求のルールブックである「診療報酬点数表」を見ると、解釈が非常に困難な項目も多く、何度読み返しても「結局算定できるの？算定できないの？」という疑問が湧くような表現ばかりです。しかも、主だった点数が書かれているところから遥か離れた場所ひっそりと書かれている加算点数なども存在します。

たとえば他院からレントゲンフィルムを持参した場合の"読影料"は、かつては患者さんが持参したフィルムを受付スタッフが気づいて院長

表1　請求漏れ・誤りの発生場所

事務サイドが起因	診療サイドが起因
・度重なる診療報酬の改定に対応できない ・保険診療に関連する各種保険制度への理解が不十分 ・思い違い、誤りのまま引継ぎがなされているもの ・新人教育が不十分 ・臨床の知識が不十分 ・電子カルテ／レセコンの設定誤り	・繁忙時に起こる入力の後回し（結果的に入力忘れ） ・急変時の口頭指示等（結果的に入力忘れ） ・伝票への記入誤り（数量・単位など） ・伝票の不備や複雑な意思伝達の流れによるもの ・電子カルテ／レセコンへの入力誤り（数量・単位など） ・医療事務に対する理解が不十分で現場での勝手な解釈によるもの ・電子カルテの機能の過信

先生に読影の有無を確認することで、算定できましたが、近年では、記録メディアに保存されていることもあって、受付スタッフが気づかないまま、"請求漏れ"になってしまうこともありえます。

CHECK POINT

　将来AIの進化とともに、電子カルテのカメラが院長先生の診察を認識して診療行為を判断して算定してくれるようになれば話は別ですが、現在はまだまだ入力するという行為が大半を占めています。

　おそらく、病院に勤務していたときにはレセプトチェックはしていても、細かいレセプト整合は事務スタッフが調整していたので、請求漏れを実感することは少なかったかもしれません。レセプトの精度を上げるためには、先輩医師たちの経験談なども参考になります。

　表1のように、レセプトで請求漏れや請求ミスを防ぐには、医師サイドと事務サイドの双方の視点でチェックすることが必要です。

21. クリニックと病院のレセプト ではどう違う？

Q 病院勤務医時代にはレセプトもしっかり見ていたので、レセプトについてある程度知識はあるつもりです。開業にあたって、事務員も病院経験者を採用したのでレセプトでさほど悩むことはないと考えていますが、クリニックのレセプトで特別注意することがありますか？

クリニックと病院では、算定する診療報酬に違いがあることを何となく知っていても、ふだんの業務のなかではあまり意識することもないので、細かい違いをご存じない方も多いのが実情です。そのため、開業して、その違いにとまどわれるケースも少なくありません。

病院のレセプトとは大きな違いがある

クリニックで算定できても病院では算定できないもの、逆に病院で算定できてもクリニックでは算定できないものや同じ名称でも点数が違ったりすることが往々にして存在します。とくに200床以上の病院と比較すると大きな違いがあります。

たとえば再来の患者さんに対しては、クリニックでは再診料を算定しますが、200床以上の病院では外来診療料を算定します。この外来診療料の算定には、検査や処置などが含まれて診察料とは別に算定できないルールになっていて、いわゆる包括点数＝まるめ点数になっています。

それがクリニックに勤めるようになると基本的に出来高算定になりますので、大きな病院しか経験のない事務スタッフはとまどいがちになります。

その他、病院とクリニックで診療報酬の違いの例を表1に挙げてみました。

表1　クリニックと病院の診療報酬の違いの例 (2022年4月現在)

項目	クリニック	病院		
		100床未満	101〜200床未満	200床以上
再診料	73点			74点（外来診療料）
特定疾患療養管理料	225点	147点	87点	算定不可
特定疾患処方管理加算（処方箋料・処方料）	18点 66点			算定不可
抗悪性腫瘍剤処方管理加算（処方箋料・処方料）	算定不可			70点

病院では医事課が修正している可能性も

　また、開業したての院長先生によくあるのは、「病院時代はこれで通っていたから自身のレセプト請求は問題ない」という思い込みです。たとえば、術前の感染症の検査は病院では当たり前ですが、クリニックで行う小切開の手術では認められないケースもあります。こういった思い込み事例は事務スタッフでもありえますので、開業当初から完璧にいかないこともあるということは頭に入れておきましょう。

　また、勤務医時代にレセプトのチェックもしていたから全く問題ない、というのも思い込みかもしれません。病院の場合は先生方がチェックしたレセプトを最終的に医事課で修正して提出している可能性があるからです。

病院経験の事務スタッフだから有利とは限らない

　また、病院勤務時代のスタッフを連れてきても、レセプト審査の傾向にもクリニックと病院ではやや違いがありますので、病院経験者だから大丈夫とはいかないこともありえます。

　実は事務スタッフでもクリニックと病院の診療報酬の違いを知らな

い方もいます。一口に病院経験者と言ってもさまざまな規模の病院がありますので、その病院で何を学んで来たかが重要なのです。最近はことに病院での事務作業は業務の細分化が進んでおり、極端な例では病院で働いていたとしてもレセプトの点検作業は未経験ということもありえます。

　個別の診療報酬を例にすると、特定疾患療養管理料は 200 床以上の病院ではそもそも算定できません。200 床未満の病院であれば算定できますが、病床数によって点数が異なります（表 1）。他にも数え出すと枚挙にいとまがありません。

　院長先生の専門領域を知らない病院経験者よりも、専門領域の知識のあるクリニック経験者の方が優位な場合も考えられます。

CHECK POINT

　　開業を考えたら、まず今、勤務している病院の医事課のスタッフに自分が点検したレセプトに修正を加えることがあるかどうかを確認しておくと良いでしょう。もし、修正されていれば、ご自身のチェックが大丈夫だったとはいえないことになります。

　　そして、開業したら病院とクリニックには診療報酬上の違いが多いことを認識しておいたほうがよさそうです。

経営判断 FAQ

22. 標榜科目は複数のほうがよい？

Q 病院では外科医として勤務していましたが、開業するにあたって、「外科」はもちろん標榜するつもりですが、その他の診療科目も標榜したほうがいいですか？　患者さんを集めるためには標榜科目は多いほうがいいでしょうか？

　新たに開業するにあたって、標榜科目選びは大切です。「自分が専門として築いてきた経験を活かした診療科を大きく掲げたい。でも、あまり専門的な診療科だけだと患者さんが来てくれるか不安なので別の診療科目も掲げるほうがいいのだろうか」と迷われると思います。

　まず、「6. 標榜できる診療科名の決まりとは？」で紹介したように、標榜できる診療科目は医療法施行令で定められていますので注意が必要です。

クリニックの標榜科目数の実態

　標榜する診療科目は、複数にすべきかどうか。実態を見てみましょう。

　2003 年 3 月 31 日付の厚生労働省医政局通知「広告可能な診療科名の改正について」の中に「医療機関が広告する診療科名の数について」の項で、「当該医療機関に勤務する医師又は歯科医師一人に対して主たる診療科名を原則 2 つ以内とし、診療科名の広告にあたっては、主たる診療科名を大きく表示するなど、他の診療科名と区別して表記することが望ましいものとする。」という文章があります。

　現状は、厚生労働省の 2017 年（平成 29 年）医療施設調査によると、「一般診療所」の総数は 101,471 軒ありますが、標榜科目の延べ総数は 248,239 科目となっています。つまり、単純に計算すると、

　1 つの「診療所」あたり平均 2.45 科目

を標榜していることになります。ちなみに、歯科の場合も、「診療所」総数が 68,609 軒であるのに対して標榜科目の延べ総数は 161,041 科目あるため、4 つの診療科目しかない歯科でも平均 2.35 科目の標榜になっています。

「内科」を標榜する施設は、総数に対して 63.1％もあり、「内科」だけでなく、他の診療科とともに内科を標榜している施設が多いということになります。

こうしてみると、専門外来に特化するのでなければ、多くのクリニックで複数の診療科を掲げるのが一般的になっています。

表1　診療所の主な標榜科 (厚生労働省：平成 29 年医療施設調査、重複計)

診療科目	施設数	総数に対する割合(%)
一般診療所　総数	101,471	100%
内科	63,994	63.1%
小児科	19,647	19.4%
消化器内科（胃腸内科）	18,256	18.0%
外科	13,076	12.9%
循環器内科	13,057	12.9%
整形外科	12,675	12.5%
皮膚科	12,198	12.0%
リハビリテーション科	11,834	11.7%
眼科	8,226	8.1%
呼吸器内科	7,813	7.7%
アレルギー科	7,475	7.4%
精神科	6,864	6.8%
耳鼻咽喉科	5,828	5.7%
心療内科	4,855	4.8%
産婦人科	2,976	2.9%
その他 28 項目	39,465	15.9%
延べ	**248,239**	

専門性を活かす標榜科の選び方

「外科」を標榜するクリニックは、述べ総数に対して12.9%となります。これは、クリニックでは、急性期の外科の患者さんの受診が少ないことにあるようです。

もし、無床のクリニックで開業されるとするなら、「外科」に他の診療科名をプラスするとよいと思います。たとえば、

・呼吸器外科専門の医師であれば、「呼吸器内科」プラス「外科」

・消化器外科専門の医師であれば、「消化器内科」プラス「外科」

などと、複数の科目名を標榜すると、それまで経験してきた治療を活かした開業ができます。

また、

・心臓外科医であれば血管にかかわる治療ということで、「循環器内科」プラス「外科」

・大腸内視鏡などを専門としてこられた医師は「消化器内科」プラス「外科」

という標榜になります。

診療報酬上の要因

診療報酬上、複数の診療科を選ばざるをえないこともあります。

たとえば、小児科外来診療料の算定は「小児科」の標榜がないと請求できません。「精神科」の標榜科目は気分障害レベルの患者さんが受診しづらい雰囲気になることも多く、最近では「心療内科」を前面とする開業がほとんどですが、やはり、保険請求上、「精神科」の標榜が必要な場合もあります。開業する場合、診療報酬請求は、クリニック経営のベースですので、診療報酬の算定要件もご確認ください。

患者層による要因

高齢者の多いエリアでの開業では、内科にリハビリテーション科をプラスすることで高齢患者さんの確保につなげた事例もありました（リ

ハビリテーション科を標榜するためには一定の条件があります）。ファミリークリニックとして地域のかかりつけ医を目指す場合も小児科プラスが患者層の安定につながります。

　小児科だけの標榜では少子化の進む最近では患者数の確保が困難になるため小児科・アレルギー科とすると一定数の患者さんを期待できるようになります。

CHECK POINT

　診療科目の選び方で大切な点は２つあります。

①自分の開業までの経験を大切にするという治療に重点を置いた診療科目選び

②経営的な視点から患者さんを安定して集めることができて、クリニック経営を成功に導くための診療科目選び

この２点を考慮して診療科を選ばれるとよいと思います。

---

23. 高額の機器を導入したほうが 経営にプラスになる？

> **Q** 皮膚科で開業予定で、レーザーを導入しようと考えていますが、設備投資が高額になるため迷っています。何せ高額な機械ですから。でも、これで患者さんが増えるのなら、すこし無理してでも購入しようかとも考えています。増収、増患につながるでしょうか？

　これはよく受けるご相談です。どこまで最新機器を揃えるべきか、とても判断を要するからです。

レーザー機器導入有無による経営調査から

　皮膚科ではありませんが、筆者らの（公社）日本医業経営コンサルタント協会で、歯科の経営実態を調査した際に、レーザーを導入した施設と導入していない施設の経営状態を調べたことがありますので、参考までご紹介します。

　この歯科での調査（n 数がそれぞれ 180 件前後ですが）によると、自費収益では、［レーザーあり］のほうが、［レーザーなし］のクリニックに比べて 2 倍以上、保険診療の収益も、［レーザーあり］のほうが［レー

表1　歯科におけるレーザー機器導入の有無による経営比較

	レーザーなし	レーザーあり
n 数	（n＝180）	（n＝174）
年間自費医業収益平均値	8,932 千円	19,430 千円
年間保険医業収益平均値	52,974 千円	66,450 千円
自費率	13.7%	17.5%
医師 1 人当たり年間医業収益	40,087 千円	48,586 千円

（公社）日本医業経営コンサルタント協会：歯科診療所経営実態調査、2018 年より

ザーなし］のクリニック比べて 25％多くなっています。さらに医師一人当たりの医業収益も［レーザーあり］のほうが 21％が多いという結果になっています。

　レーザー治療を導入すると、自費診療収入が増えるのは当然のことですが、保険診療の収入も増えていることがわかります。一般論からいえば、保険診療は、医療保険で決められた点数ですので、時間当たり単価は低めになりますが、自費診療収入であれば、時間当たりの効率もアップします。このため時間当たりの収入も伸び、クリニックのブランドアップになると考えられます。

レーザー機器導入による効果

　レーザーを導入した場合のプラスアルファはクリニックのイメージアップにつながることです。最近では皮膚科で男性のヒゲ脱毛をアピールすることによって、皮膚科の患者層としてそれほど多くない社保本人男性の受診のきっかけになったり、自費のレーザー治療で受診された患者さんは、当然他の病名で受診する場合もそのクリニックを選択して下さる可能性が高くなります。歯科での調査で［レーザーあり］のクリニックの保険診療収入が多いのは、このような要因もあるのかもしれません。

　皮膚科での採算を考えてみても、料金３万円のレーザー治療は、薬品材料費などの原価を考慮すると、保険診療の約 10 人分になりますので、時間あたりの収益は確実に増加します。

　先述の歯科領域でも、根幹治療などを保険点数で実施する場合、採算が赤字になるというシミュレーションも出ています。

　保険点数 1,000 点で１時間近い処置をする手間よりも、その時間を５万円、10 万円、15 万円の自費の補綴物の説明に費やした方が、経営的にはプラスになります。

　ただし、注意すべき点は“儲け”目的で高いものを患者さんにお勧めしているのではなく、患者さんの身体に良いものをお勧めしている、という基本姿勢だと思います。

開業決断FAQ　医療制度FAQ　スタッフFAQ　レセプトFAQ　経営判断FAQ　会計と財務FAQ

このように、高額な設備を導入すべきかどうかの判断が求められる場合は、その設備を用いての医療費単価とそれによる見込み患者数を計算して損益分岐点を見出します。

具体的な数字を例示しませんが、たとえば、レーザー治療器を導入した場合の考え方として、

・見込み患者数×治療単価＝レーザー治療による年間収入

から、

・レーザー治療に付随する薬品材料等の原価

・レーザー治療に関わる人件費（医師・看護師・受付等）

・治療機器のメンテナンス料

を差し引くことで、年間のレーザー治療の純利益が計算できます。

この純利益とレーザー機器導入コストを比較することで、投資額の回収までの期間を予測できます。見込み患者数が多ければ、1年で回収することも可能かもしれません。

ただし、レーザー機器によっては、付帯設備や建物の補強など別途投資が必要になりますので、それも考慮して投資効果、損益分岐点をチェックする必要があります。

CHECK POINT

開業と同時に高額なレーザーなどへの投資を行うと、立地、来院患者層によっては無駄な投資になってしまうこともあるため、保険診療を中心にスタートし、タイミングを見てレーザー治療をスタートするとよいでしょう（開業時のレイアウトはスペースの確保が大切です）。

また、日常診療の中で潜在患者数を予想し、レーザー機器、投資金額をシミュレーションして判断すべきですが、レーザーありのブランド力もプラスアルファになります。

24.院内処方と院外処方どちらが よいのか？

Q クリニックを開業するにあたり、院内処方か院外処方か、迷っています。病院勤務時代は院外処方が当たり前でしたが、院内処方を採用しているクリニックもあると聞いています。今の時代、院内処方のメリットはあるのでしょうか？

　言うまでもなく、「院内処方」・「院外処方」は、投薬方法の違いです。医師が患者に診察を行い、その医療機関で薬を渡すのが「院内処方」で、医師が患者の診療を行い、その後患者に処方箋を交付し、医療機関外の薬剤師がその処方箋に基づき調剤を行い、薬を提供するのが「院外処方」になるわけです。医師と薬剤師がそれぞれの専門分野で業務を分担し、医療の質的向上を図るものとされています。

医薬分業の普及状況

　現在では、院外処方について患者さん側の認知率も高まっており、患者さんにとってのデメリットもおおむね容認されているようです。クリニックにとっても、薬剤購入費や薬にかかわる人件費の削減などの経済的なメリットは少なくありません。

　2020年の院外処方率をみてみると、図1の厚生労働省公表の資料のとおり、「診療所」では76.3％と3/4を占めています。既存のクリニックで院内処方を選択していたところが、院外処方に変更する場合も含まれていますが、新規に開業のクリニックは、おおむね院外処方で開業し、その継続により院外処方の割合が増加していると思われます。

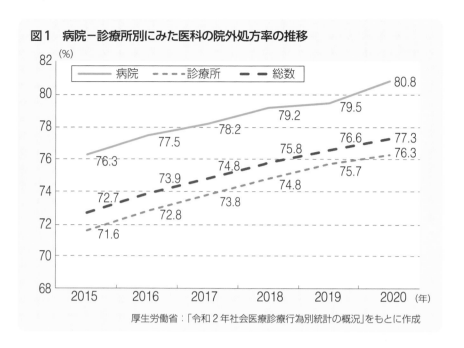

図1　病院ー診療所別にみた医科の院外処方率の推移

凡例: 病院　----診療所　- - -総数

病院: 76.3, 77.5, 78.2, 79.2, 79.5, 80.8
診療所: 71.6, 72.8, 73.8, 74.8, 75.7, 76.3
総数: 72.7, 73.9, 74.8, 75.8, 76.6, 77.3

（2015, 2016, 2017, 2018, 2019, 2020年）

厚生労働省：「令和2年社会医療診療行為別統計の概況」をもとに作成

院外処方の場合の財務状況

　院外処方の場合の財務的な特徴について、筆者が所属する法人での経験から考えてみました。

　材料費率（医業収益に占める材料費の割合）をみてみると、院外処方のクリニックでおよそ10%であるのに比べて、院内処方のクリニックではおよそ30%でした。また、院外処方では、薬に関わる人件費が少ないともいえます。

　院外処方では投薬に関する診療報酬が算定できず、医業収益自体は院内処方より少なくなりますが、材料費率や人件費率の効果で利益率（医業収益に占める医業利益）は、院外処方の場合が数%高くなる傾向があります。

医薬分業のメリット・デメリット

　このように、現在、クリニックにおいて医薬分業は、かなり進んで

いることは確かですが、改めて医薬分業のメリット・デメリットをまとめてみました。

	メリット	デメリット
患者	・医薬品に対する十分な説明を受けられる ・複数の医療機関で処方された薬剤の重複をチェックしてもらえる	・薬局に行く二度手間 ・自己負担金の増加
医療機関	・医薬品購入費削減 ・調剤に関する要員減少による人件費の減少 ・在庫スペースの減少	・薬価差益の減少 ・製薬会社からの医薬品情報の減少

　これらのメリット・デメリットを認識したうえで、開業する地域で予想される患者層を勘案して、院内処方とするか、院外処方とするかを検討されてはいかがでしょうか。

CHECK POINT

　現在、院内処方されているクリニックが院外処方に移行したいと考えておられるなら、上記メリット・デメリットを勘案することが重要ですが、さらに分業することで、
・経済性は良くなるのか
・患者さんが受け入れてくださるのか
・院内（とくにスタッフ）が新しいシステムに慣れてくれるか
も十分に検討することが大切です。

25. 診療時間が長いほうが経営に 有利？

> **Q** もうすぐ開業するので、診療時間を決めなくてはいけないのですが、できるだけ遅くまでがんばって診療時間を長めにしたら、患者さんも増えて経営的には楽になるかと思っています。でも、スタッフ集めが心配です。実際はどうでしょうか。

　開業時、まだ体力に余裕のあるうちにできるだけ長い時間を診療にあてて、早く経営が楽になるようにしたいと考えられる院長先生は少なくありません。

　大手の商業施設でも、このところ営業時間を延長して、少しでも売り上げをアップさせようとする取り組みが進んでいますが、医療機関では、どうでしょうか。

週間診療時間と医業収益等の相関

　筆者らの（公社）日本医業経営コンサルタント協会の歯科経営専門分科会では、歯科クリニックからのアンケートを元にデータベースを構築しました。財務データ（カネ）だけでなく、人員体制（資格・人数）（ヒト）やCTなどの設備（モノ）、そして診療時間の長さなどのデータ（ソフト）を集めてまとめています。そのデータの中から、"週間診療時間"と延べ患者数や歯科医師数、医業収益などとのさまざまな項目との相関をみてみました。

　結論からお伝えすると、診療時間が長くなれば確かに患者数は増えますが、収入との相関はほとんどみられないというデータが得られました。

　このデータベースから、診療時間といくつかの指標との相関をみてみます。

表1　歯科クリニックにおける診療時間と種々の指標の相関

	X軸	Y軸	相関係数
A	週間診療時間	延べ患者数	0.2211
B		全歯科医師数	0.1999
C		全歯科衛生士数	0.0623
D		年間医業収益	0.0353
E		自費収入	△0.0781

（公社）日本医業経営コンサルタント協会：歯科診療所経営実態調査 ,2018 より

それによると、表1のようにわずかながら相関がみられるものとして、
・診療時間が長いと患者数が増える（A）、
・診療時間が長くなるため必要とする歯科医師数も増える（B）
ことがあげられますが、一方で、
・診療時間が長くても歯科衛生士数との相関はあまりない（C）
・診療時間が長くても医業収益に相関はほとんどみられない（前述）（D）
・診療時間が長くても自費収入は、逆にマイナスの相関がみられる（E）
ことがわかります。
　これは歯科クリニックでのデータですが、患者さんのニーズからみ

図1　週間診療時間と延べ患者数の相関（左）と年間医業収益の相関（右）

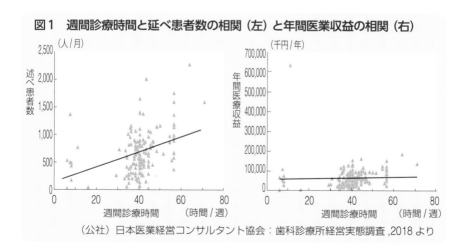

（公社）日本医業経営コンサルタント協会：歯科診療所経営実態調査 ,2018 より

ると、医科も同様と思いますので、上記から、

・延べ患者数は増えるが時間当たりの患者数は減少して収入は増えにくい（図1）

・そのため診療に付加価値が付かないため、自費収入はマイナスの相関（E）であり、診療単価が下がるという傾向がある

・診療時間が長いと人材を集めにくい

といえます。

スタッフ確保がむずかしくなることも

　実際、夜遅くまで診療しているクリニックでは、看護師、歯科衛生士など有資格者の確保がむずかしいようです。クリニックは、土曜・日曜の週休二日は、ほぼありませんので、スタッフの確保は、一般の事業所よりやや困難になります。そのうえ、平時の帰宅が夜8時、9時ということになれば、さらに厳しい状況になります。2交替制や週休3日制などの変則勤務にすれば、スタッフの働き方は、少し楽になるかもしれませんが、人件費が増えてしまい、採算はよくありません。

　したがって、夕方の診療時間は、スタッフが後片付けをして、帰宅する時間が午後7時くらいまでがおすすめです。

CHECK POINT

　診療時間の長さと収入の増減は、

「あまり相関関係がない」

といえます。

　「遅くまで診療しているから」という診療時間で選ばれるクリニックではなく、診療内容で選んでいただけるようにしましょう。

　診療時間を長くするよりも専門性をしっかり打ち出すことが大切だと思います。

26. キャッシュレスシステムを 採用すべき？

> **Q** このところ、街中の店舗でキャッシュレスでの支払いが増えている ことを実感します。医療現場でも関心が高くなっているような気が します。でも、導入費用や手数料負担もバカにならないと思っています。 採用したほうがいいでしょうか。

多くの業界でキャッシュレス決済が増えている

2020 年に始まった COVID-19 禍の影響もあり、多くの業界で非接触 を利点とするキャッシュレス決済が増えてきています。経済産業省が 2021 年に実施した調査では、回答した事業者（1,189 社）のうち、キャッ シュレス導入率は約 7 割、クレジットカード、コード決済は半数以上 の事業者で導入されているものの、電子マネーは 4 割程度という結果 だったそうです（図 1、経済産業省：キャッシュレス決済実態調査アン ケート集計結果、2021 年）。

ちなみに、この調査での "キャッシュレス" の定義は、クレジットカー ド、デビットカード、プリペイドカード、電子マネー、QR コードなど によるカード・携帯電話・スマートフォンによる支払いをいいます。

この調査では、医療分野のカテゴリがないので、医療機関の導入率 は不明ですが、筆者が所属する法人で 2020 年秋に調査を行った結果、 医療機関におけるキャッシュレス決済の納入率は図 2 に示すように 2 割程度でした。

一方、日本医師会・日本歯科医師会は、キャッシュレス決済について、 日医が行った「医療機関におけるキャッシュレス決済についてのアン ケート調査」の結果から、キャッシュレス化は強制されるべきではな いとし、最大の課題である手数料の問題に関しては医療界が足並みを 揃えて対応してゆくことが大事になるという方針を示しています（日

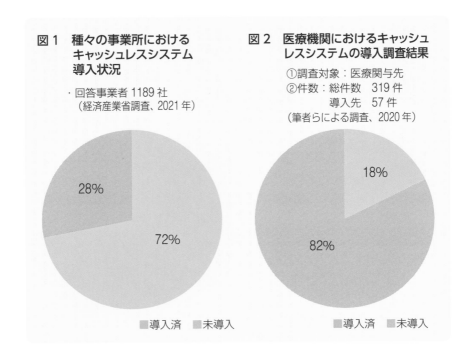

図1 種々の事業所における
キャッシュレスシステム
導入状況

・回答事業者 1189 社
（経済産業省調査、2021 年）

28%
72%

■導入済　■未導入

図2 医療機関におけるキャッシュ
レスシステムの導入調査結果

①調査対象：医療関与先
②件数：総件数　319 件
　　　　導入先　57 件
（筆者らによる調査、2020 年）

18%
82%

■導入済　■未導入

医ニュース 2019 年 10 月 20 日付）。

　筆者らの経験でも、患者さんの自己負担金が、診療報酬という公定価格制度にあるため、キャッシュレスシステムで手数料が差し引かれることにマイナスイメージを持たれている院長先生が多いという印象です。

メリット・デメリット

　このように、医師会等の意見としては、キャッシュレス導入にやや消極的にみえますが、冒頭での経済産業省の調査結果にみられるように、一般消費活動におけるキャッシュレス決済は、今後進んでいくことが予想され、医療機関も対応することが求められていると思います。

　医療機関におけるキャッシュレス決済導入でのメリット・デメリットを考えてみます。

患者さんにとってのメリット

・窓口での会計時間の短縮ができる
・持ち歩く現金の金額を減らすことができる
・カードによってはポイントが付与される
・感染予防のため非接触対応ができる

医療機関側のメリット・デメリット

メリット	デメリット
・受付スタッフの負担が軽減する ・未収の防止につながる ・患者さんの要望に応えることができる ・感染予防のため非接触対応ができる	・導入のコストが発生する ・ランニング時の手数料が発生する ・入金までの時間差が生じる

　患者さんの要望は一定数あると考えられ、とくに高額な患者負担が生じる自由診療の領域では、患者さんのニーズは高いと思います。

CHECK POINT

　最近では、キャッシュレスに慣れて現金を持ち歩かない人も増えており、そのような人が急に体調をくずして、クリニックを受診した場合、現金の持ち合わせがないケースも考えられます。

　これらのメリットデメリットを自院の環境から考え、導入の準備を行っておくことが望ましいでしょう。

　キャッシュレスシステムと一口に言っても、多くの種類があります。すべてを揃えるのは、大変です。2021年の時点で、医療機関の会計時に使われているシステムを筆者らの経験でまとめてみました。

●主なキャッシュレス決済手段

	クレジットカード	電子マネー	スマホコード決済
種類	Visa、Master Card、JCB など	交通系：Suica、PASMO、ICOCA、TOICA 流通系：楽天 Edy、nanaco、WAON など	PayPay、LINE Pay、Apple Pay など
特徴	署名や暗証番号で確認する。1～2ヵ月後に銀行口座から引き落とし	あらかじめ金額をチャージし、その範囲で支払いができる	スマートフォン上のQR コードを読み取り、口座から、あるいはクレジットカード経由で引き落とす
メリットデメリット	システムが確立しており、多額の支払いも可能。手数料はかかる。高齢者は暗証番号を忘れがち	交通系はコンビニでもチャージでき、受付の手間もかからない。無くしても被害は比較的小さい	手数料はまだ安いがシステムの立ち上げなどのため受付で手間がかかる可能性も。紛失すると損害が大きい
おすすめ度	○	◎	△

○クレジットカード：

　確認の時間がネック。クリニックでは、電話回線は普通3本ほどです。問合せの電話や、処方箋・検査の依頼の送信でふさがっている時間が多く、同じ電話回線を使うクレジットカードの確認に時間がかかります（最近ではネットでのやりとりも多くなっていると思います）。

○電子マネー：

　手間が少なく時間短縮にもなりますので、クリニックにおすすめし

たいのは電子マネー、中でも Suica、PASMO といった「交通系」です。約3％の手数料を支払う必要はありますが、受付スタッフが金額を入力すれば、後は患者さんにカードをリーダーにかざしてもらうだけでよく、手間はほとんどかかりません。最近はコンビニエンスストアでもチャージ可能な店舗が増えており、使い勝手も向上しています。お釣りが発生しないこともあり、患者さんの満足度向上が期待できます。ただ、車を使うことが多い地方都市では、大都市のように交通系電子マネーは普及していません。コンビニやスーパーなどが発行する流通系の電子マネーが便利でしょう。交通系 IC カードをスマホで利用している方もいらっしゃいますので、決済端末の周囲は電磁波防止フィルムを貼ったボードで囲っておきましょう。

　コンビニや大手スーパーの電子マネー決済がまだ圧倒的に普及度が高いため、こちらがキャッシュレスの第一歩でしょう。

○スマートフォンコード決済：

　まだまだソフト対応や、データの盗難などのリスクも低くないため、導入の順番は後と考え患者さんからのご要望が一定数以上になったら導入のタイミングとみています。

●日本医師会のキャッシュレスサービス

　日本医師会が提供するレセコンソフト『日医標準レセプトソフト（日レセ）』は、レセコン市場で国内第2位のシェアになっていますが、これに関連して、日本医師会会員向けに特別手数料・価格にてキャッシュレスサービスの提供があります（初期費用はなし）。

　このような点からも近い将来、クリニックでのキャッシュレスは一段と加速しそうです。

27. 患者数に季節変動がある場合のよい対策とは？

> **Q** 耳鼻咽喉科クリニックを開業しますが、花粉症のシーズンとオフシーズンでは患者数の差が大きいと聞きます。毎年のことであれば、変動に合わせた効率のよい対策がとれないものか考えています。何かよい方法がありますか？

　数年にわたってレセプトデータの推移を見てみると、確かに耳鼻咽喉科は2〜4月にピークがあり、他の診療科でも、内科では11〜12月に、皮膚科は6〜8月にピークがあります。とくに耳鼻咽喉科では、最もトップシーズンとの差が大きいようです（図1、筆者の調査による）。

　このような季節変動が予想されるのであれば、あらかじめ、それに合わせた対策を考えるとよいと思います。

季節に合わせた勤務時間の変更

　たとえば、あるクリニックの診療時間を考えてみます。

　休診日：木曜・日曜・祝日
　診療時間：平日　午前9時〜12時（3時間）・午後3時から7時（4時間）
　　　　　　土曜日　午前9時〜13時（4時間）
　　　　　　1週32時間の診療時間

とします。

　この診療時間から勤務時間を検討していきます。

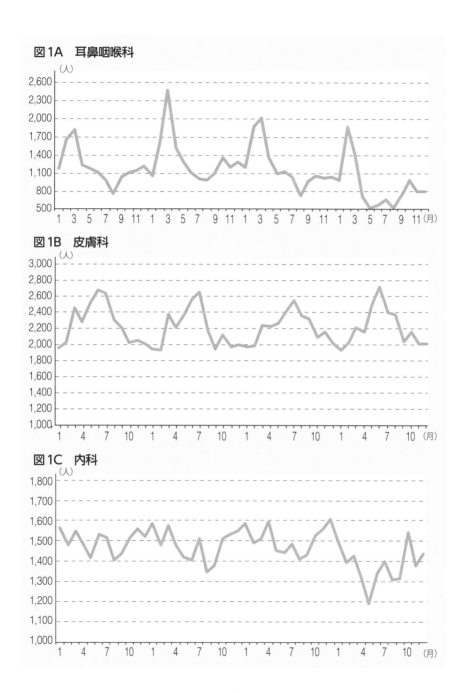

図1A　耳鼻咽喉科

図1B　皮膚科

図1C　内科

表1　1〜4月の1週間の勤務時間 (木曜休診　週42時間)

		月	火	水	金	土
勤務時間	8:30	午前始業				
	9:00〜12:00	午前の診療時間				
	12:30	午前終業（土曜日は 14 時 30 分）				
勤務時間	14:45	午後始業				
	15:00〜19:00	午後の診療時間				
	19:45	午後終業				
1日労働時間		9 時間				6 時間
9 時間 ×4 日＋6 時間＝42 時間						

表2　5〜12月の1週間の勤務時間 (木曜休診　週38時間)

		月	火	水	金	土
勤務時間	8:30	午前始業				
	9:00〜12:00	午前の診療時間				
	12:15	午前終業（土曜日は 14 時 30 分）				
勤務時間	14:45	午後始業				
	15:00〜19:00	午後の診療時間				
1日労働時間		8 時間				6 時間
8 時間 ×4 日＋6 時間＝38 時間						

　具体的には、花粉症シーズン中（1 〜 4 月）は祝日を診療日とし、その分、盆休み・夏休みを多めに設定し、年間の休日日数を確保します。1 週間の所定労働時間を 1 月〜 4 月は 42 時間とし、6 月〜 9 月は 38 時間とします（1 年単位の変更労働時間制、表 1、表 2）。

　これを 1 週 40 時間の勤務時間設定にする場合は、午前の勤務時間は、8 時 30 分スタート、午後の勤務時間は診療時間終了後 30 分とし、午後の勤務開始時間は、午後の診療の始まる 15 分前からとします。

　この週 40 時間の勤務時間をベースにして、1 月〜 4 月の患者の多い時期は、それぞれ午前の勤務時間の終了時間を診療終了後 30 分、午後

は診療終了後45分に設定します。

労働基準監督署への届出とスタッフへの説明

このような変則的な勤務時間・労働時間の設定をする場合、当然ながら、まず

・就業規則の整備や労働基準監督署への届出

をしっかり行わなくてはなりません。

しかし、それ以上に大切なポイントは

・スタッフの協力と理解

です。そのためできれば繁忙期の勤務時間を40時間プラス少々くらいとし、それ以外のシーズンでは短めの週間労働時間の設定にしておくとスタッフの働きやすさにつながります。

内科系と比べても耳鼻咽喉科の1日当たり患者数は花粉症の時期と夏場では、2倍以上の差がでる事例も見られますので、スタッフには

・なぜ、変形労働時間制を取り入れているのか

・トータルの勤務時間は短く設定してある

といったポイントを採用時点からしっかりと説明し、納得・協力してもらえる対応が大切です。

CHECK POINT

説明することが苦手な院長先生なら、スタッフに説明したとき「クリニックのほうが大事なんだ」と誤解されてしまうこともありますので、医療機関に強い社会保険労務士さん（できれば耳鼻咽喉科をクライアントさんに持っている、もしくは変形労働時間制の導入経験ありの方）を顧問とし、スタッフへの説明やスタッフからの質問、不満のガス抜き役としてお願いすると良いでしょう。

103

28. 個人経営から医療法人に変更するメリットは？

> **Q** 現在、開業後 9 年目の個人診療所です。先輩開業医から「そろそろ医療法人にしたらどうか」とすすめられています。このままでもいいような気もしますが、医療法人にするメリットはあるのでしょうか。

医療法人の目的は、「医療法人の永続性及び資金の集積性を確保し、もって私人による医療機関の経営を容易にすること」とされていますが、クリニックの場合、毎年の節税対策による経営効率の向上が実際の判断基準になると考えます。

後述しますが、この節税によるメリットと法人化することによるデメリット（行政手続きの煩雑さ等）を十分に検討して判断する必要があります。一般論でいえば個人事業所得が 2,000 万円を超えるあたりからメリットが上回るようです。

医療法人のクリニックの現状

クリニックの開設主体は、大きく、個人での開設か、医療法人での開設かになりますが、厚生労働省によると近年では、

全国の医科クリニック：102,912 件

そのうち医療法人：44,242 件

となっています（厚生労働省「医療施設動態調査 2020 年 8 月末」）。

新規開業の場合は、原則として個人での開設となり、その後数年の実績を経て都道府県庁の認可を受け、医療法人での開設に変更する（法人成り）ことが一般的になっています。

医療法人とは、医療法では「病院、医師若しくは歯科医師が常時勤務するクリニックまたは介護保険施設又は介護医療院を開設しようと

する社団又は財団が都道府県知事の認可を受けて設立された法人」（第39条）と規定されています。医療機関の開設主体を法人化することにより、「医療法人の永続性及び資金の集積性を確保し、もって私人による医療機関の経営を容易にすること」を目的として昭和25年に創設されました。

このような医療法人制度は、病院や複数施設のクリニックを運営するような大規模な事業所においては、［出資持分］（「30.「出資持分あり」と出資持分なし」の医療法人の違いとは？」参照）が大きな長所や短所になります。一方、通常の一クリニックでは、医療法人制度の目的として挙げられるのは、おもに税効果をねらったものです。

クリニックの医療法人への変更の目的

図1のように、個人経営（以下、個人）では、医業収益から原価、人件費、固定費を除いた利益（個人所得）に対して［所得税］が課税されますが、医療法人化後は同じ収益と仮定すると、個人所得部分が理事報酬（経営者報酬）と医療法人の利益に分散されます。

個人の場合、［所得税］は5％〜45％の超過累進税率を採用していることに対して、［法人税］は普通法人の場合では19％と23.2％の二段階税率となっており、比較的に税負担が軽減されています。所得を分散

図1　個人と医療法人の収益の構造の違い

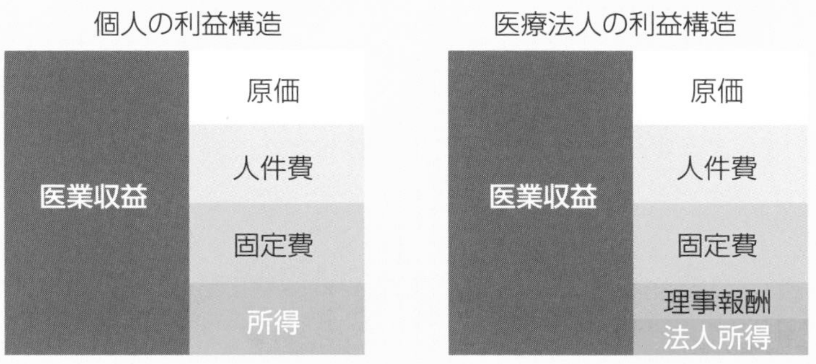

化することで、低い税率を適用する方法です。さらに一定の生命保険を損金算入することや、理事報酬に給与所得控除の適用も可能となっています。

医療法人化によるメリット・デメリット

　法人化することで、税務上のメリットだけでなく、その他にもメリットはあります。

メリット	デメリット
・個人と法人の税率差	・理事長個人の可処分所得が減少
・分院設置が可能	・設立手続き費用の発生
・一定の生命保険が損金算入可能	・法人運営コストの発生
・役員報酬に給与所得控除適用可能	・行政指導が厳格化
・役員退職金が支給可能	・決算届による決算内容の公開
・付帯業務を行うことが可能	・厚生年金強制加入による保険料負担

　とはいえ、筆者らの経験では、法人成りを考えておられる個人開業の院長先生は、すでに医療法人となっている先輩開業医から、法人のメリットばかりを聴いているためか、何となく法人のほうが「良い」と思われるようです。しかし、いざ自院の法人成りを考えると「儲かりそうだけど、指導が厳しくなるのではないか」という不安も感じておられる印象があります。各所で開示されている経営指標からは、医療法人の方が事業規模が大きく表示されていますが、これは、事業規模が大きくなってきたから医療法人に組織変更したことが大きな要因です。

　法人化によって、医療についての行政的な"指導"が厳しくなることはありませんが、財務状況を都道府県に報告するためチェックが明確になります。また、財務状況がオープンになるため、医薬品卸会社など他者の目にも触れることは想定しておいたほうがよいと思います。

CHECK POINT

　このように、クリニックにおいては、個人事業での経営と医療法人での経営に上記メリット・デメリットが存在します。

　医療法人化は、個人と医療法人に所得を分散することで効果を得ることになります。したがって、個人としての可処分所得が減少することが多いため、高額の支出が決まっている（住宅ローンでの高額な返済、子の教育費）場合は、デメリットがメリットを上回ってしまうこともあります。

　どちらを選択するのが適切かは、そのクリニックの成長度合いや院長先生の経営方針が大きな判断材料となります。

29. "配置医師"は引き受けるべき?

> **Q** 特別養護老人ホームから「配置医師になって欲しい」との依頼がありました。配置医師とは何なのでしょうか? 引き受けるべきでしょうか? 配置医師になると何かメリットがありますか?

　特別養護老人ホーム（特養）から「配置医師になってくれないか」と依頼がくることがあります。特養など医師の常駐が求められない介護福祉施設では、医師の配置義務があるため、近隣のクリニックに非常勤の嘱託医師として依頼することが多いようです。

　「配置医師」という名称が医師にあまり知られていないうえに、特養という施設そのものも医師にはあまりなじみがないことが多く（とくに急性期病院出身の場合）、依頼を受けても、引き受けるべきかどうか判断に迷われることが多いようです。

配置医師の業務

　配置医師のニーズはどうしても内科系が中心になりますが、月に2〜3回程度の定期訪問で、健康管理、健康診断、予防接種、その他入居者の支援などが主たる業務です。

　実際に多くの特別養護老人ホームで配置医師の業務内容をみると、健康管理が最も多く、ついで、予防注射、定期的な診察などとなっています（表1）。

　「配置医師」を受諾する場合特養との直接の契約になります。定期的な訪問による健康管理とはいえ、初めて依頼を受けた医師にとって、どのような医療行為が必要となるのか、受託金額はいくらが妥当か、レセプトの請求はどうするかなど、わからないことで不安になるようです。

表1　配置医師の業務内容（複数回答）(n=1,502)

業務内容	割合（複数回答）
入所者の健康管理	93.7%
入所者の定期健康診断	64.1%
入所者の予防注射	89.3%
ケアカンファレンス等の会議への参加	25.8%
入所者の食事に関する指導	52.7%
入所者の入浴の可否の判断	26.4%
回診（定期的な診察）	89.9%
臨時の診察	61.2%
処方箋の発行	69.0%
入所者の日常的な診察・処置の実施	67.2%
ターミナルケアや看取り	62.6%
死亡診断書の作成	74.6%
主治医意見書の作成	83.7%
家族への病状説明	83.0%
職員の定期健康診断	37.9%
職員の予防接種	71.2%
職員に対する研修の講師	18.5%
外部医療機関との連携	67.1%
看取り後の職員の精神的サポート	8.9%
その他	1.1%
無回答	3.4%

厚生労働省：第13回介護給付費分科会－介護報酬改定検証・研究委員会資料「介護老人福祉施設における医療的ケアの現状についての調査研究事業」、2017年をもとに作成

　定期訪問での健康管理以外に施設利用者の体調変化による医療的処置が必要となった場合は、特養で対応できないので、より設備の整った病院に紹介することが多いようです。その他、必要に応じて特養の看護師に指示して対応することもあります。

　配置医師としての業務は介護保険での基本サービス費に含まれるため、特養との個別契約での契約金となります。そのため診察料や往診料は自院の診療報酬として請求ができません。レセプトで請求できるの

は、利用者の慢性疾患の治療薬を処方した場合の処方箋料のみとなることが多く、通常の診療とは異なることに注意が必要です。契約金は、施設によって基準があり、入居者数や訪問回数によって変わってきます。

引き受ける場合の注意

　自院の日常の外来業務をしながら、配置医師として特養に訪問するのは、自院の休診日あるいは午後の休憩時間をあてることになります。慣れてくると、配置医師の業務も在宅医療と同じように"訪問診療"する感覚となるようです。

　ただ、外来の患者さんが多くて忙しい場合や開業当初のように目の前の患者さんを診る事で精一杯の場合は、配置医師にまで手が回らないと思いますので、余力が出てきたときに考えたらよいと思います。一方、開業後、収入がまだ不安定な時期には、貴重な固定収入ともなりますので、配置医師の依頼があれば、検討に値すると思います。

　まずは、近隣に特別養護老人ホームなどの介護施設がどこにあるのかを眺めることから始めるといいかも知れません。

CHECK POINT

　　上述のように、配置医師としての業務内容と報酬は、すべて契約によって決まりますので、契約内容はきちんと確認しておきます。具体的な業務内容と訪問回数についても、しっかりと契約内容を確認しておきましょう。とくに突発的な処置が必要になったときの対応についての条項の有無について確かめておきます。

　　契約当初は、月数回の定期訪問で日常的な健康管理でよかったものが、入居者の高齢化とともに、緊急の相談や呼び出しも増えてくることが考えられます。その場合の対応についても、契約時によく話し合っておくとよいと思います。

　　ご夫婦とも医師のクリニックであれば、子育て後に少し余裕が出てきた頃から引き受けるという選択肢もあると思います。

30.「出資持分あり」と「出資持分なし」の医療法人の違いとは？

> **Q** そろそろ医療法人に移行しようかと考えていますが、「出資持分なし医療法人」になるといわれました。しかし、先輩開業医は「出資持分あり」のままでした。「出資持分あり」と「出資持分なし」はどう違うんですか。なぜ「出資持分あり」ではいけないんでしょうか。

　医療法人のうち社団医療法人（多くの開業医が該当）は、「出資持分のある医療法人」と「出資持分のない医療法人」に大別されます。この「出資持分あり」と「出資持分なし」の違いは、医療法人のオーナーが医療法人の財産権を所有しているか否かの違いになります。

医療法人	出資持分なし医療法人	オーナーが医療法人の財産権を持たない
	出資持分あり医療法人	オーナーが医療法人の財産権を持つ

医療法人の出資持分とは

　医療法人の［財産権］とは、

①出資持分払戻請求権：出資者が社員を退社することを要件に、医療法人に対して出資額に応じた持分の払戻しを請求する権利

②残余財産分配請求権：法人解散の際に、出資者が医療法人の残余財産を出資額に応じて分配を受ける権利

の2種類の権利をいいます。

　両権利ともに「出資額に応じた」とあり、出資金額だけではなく、出資者における出資割合によって按分した医療法人の剰余金についても効力が及ぶ点が財産権を有するといわれる所以です。

この医療法人の権利を二つとも有さない場合、"出資持分なし医療法人"となります。

2007年の第5次医療法改正で、新規に設立する医療法人は「出資持分なし医療法人」しか認可されなくなり、今、法人成りを考えているクリニックも選択肢はありません。この制度が生まれた背景には、事業承継の妨げや、高額の払戻による事業の継続が困難になる事例を防止するためです。

医療法人は、ご承知のとおり、出資者に配当をすることができません。そのため、収益が上がると医療法人の内部留保が増えていくことになります。その結果、出資持分の評価が高くなり、相続時に相続税が高額となって、事業承継に大きな障壁となるケースが増えていました。また、出資者で法人の社員が退職するとき、多額の払い戻しが生じ、これも事業承継が困難となる一因となっていました。

一方、「出資持分なし医療法人」では、理事長が亡くなっても相続税が発生しませんし、出資者が退職しても退職金だけですみます。

表1　出資持分なし医療法人移行のメリット・デメリット

メリット	デメリット
①出資者は出資持分を放棄するため、医療法人の出資金に係る相続税評価がなくなる ②移行後に発生する利益についても、相続税は課税されないため、安心して内部留保することができる ③任意のタイミングで移行できるため、出資金対策後の移行も可能	①持分を放棄した後、出資者は払戻等を受けることができない ②出資者が出資持分を放棄する際に医療法人に対しその放棄した額に係る贈与税が課税される（一定の要件を満たせば非課税） ③解散時の残余財産は国等に帰属する

　現在、"持分あり"から"持分なし"の医療法人に移行する医療法人も増えています。個々に事情があると思いますが、表1にあげた"出資持分なし"への移行のメリット・デメリットを勘案して、検討されてはいかがでしょうか。

CHECK POINT

　現在では、「出資持分あり」の医療法人は新たに設立できなくなり、既存の「持分あり」の医療法人は、「経過措置型医療法人」として存続していますが、「持分あり」のままでは、上述したように、理事長の相続時の相続税や社員の退職時の高額の払戻しのリスクを抱えたままとなっています。

会計と財務 FAQ

31.開業したら可処分所得が 思ったより少ないのはなぜ？

Q 開業すれば経費を使えて、車も買え、自分の時間も取れると期待していたのに、患者対応だけでなく、スタッフが多いため採用や退職も多く、忙しいばかりで税金もかかって使える金も残らない。何で自分はうまくできないのでしょうか（整形外科）。

　おそらく先輩開業医をみてきて、予想と違ったことを感じられているのではないでしょうか。実は、整形外科では、このようなご相談は少なくありません。2002年度（平成14年度）の診療報酬改定でリハビリテーション料が大きく減額されたのを境に、リハビリテーションを有する整形外科の利益率が大きく変わりました。したがって、今の診療報酬体系に見合った経営を考えるべきです。

　ご相談のこのケースでは、ランニングコストに見合った収入規模に達していないと思われます。「使えるお金が残らない」という状況は、厳しい言い方をすれば借入金の返済に対する計画も甘かったのかもしれません。

整形外科ならではの収益の特徴

　整形外科について言えるのは、ベースとなるコストが高い分、十分な利益が出てくるのは収入が一定規模以上大きくなってきてからということになります。

　整形外科の特徴をあげると、

①外来だけでなくリハビリテーションもあるため医療機器など設備投資が他の診療科よりも多い。それに伴って面積も広く要するため、建築費や内装費などの初期コストが多めにかかり、借入金額も多くなる

②骨折や外科的処置など時間のかかる処置も比較的多いため看護師も必要

③X線撮影の機会も多いので効率化のために診療放射線技師も必要となることもある

④リハビリ部門を設置すれば理学療法士や柔道整復師などを採用することになる

など、総じて他診療科よりも医療従事者が多く必要となるためランニングコストも高くなります。

　図1のように、整形外科では、収益規模1億円までは収益を100％とした場合の利益率が21.9％、1億円超〜2億円までは26.6％、2億円超〜3億円までは35.4％となっています。経費内訳を見ると、材料費・委託費は収益が大きくなるにつれて比率も高まっています。ですが、設備費やその他経費は固定費（基本的に収益に応じては変動しない費用）のため収益が大きくなるにつれて比率が下がっています。給与費（専

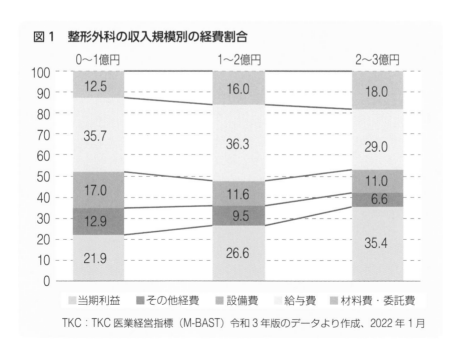

図1　整形外科の収入規模別の経費割合

TKC：TKC医業経営指標（M-BAST）令和3年版のデータより作成、2022年1月

117

従者給与・法定福利費含む）のみは、収益規模1億円までは35.7%、収益規模1～2億円までは36.3%と外来患者増に応じて増えはするものの一定のところで適正人数になり、収益規模2～3億円の段階では29.0%と落ち着いているのがわかります。

収益改善から目標設定

開業しているのであれば、後戻りを考えるより、今後すべきことを考えてみましょう。元来、クリニックは計画経済の中にあって普通に診療を続けていれば経営が安定するように診療報酬が設計されています。

そこで、まず現状を把握してみましょう。そのうえで、目標とする収益の設定を行います。今、経営が苦しいとしても、やみくもに人件費カットや追加借入に走るのは得策ではありません。

現状の把握

まずは、次の金額と割合を調べます。
・年間の固定費（収益にかかわらず発生するコスト）
　　給与費、設備費（家賃・機器保守料など）、その他経費（水道光熱費、広告宣伝費、消耗品費、諸会費、交際費、福利厚生費、支払利息など）を合計
　　[例] 7,200万円
・材料費・委託費（収益に比例して発生するコスト）の割合
　　[例] 15%（図1から、収益規模0～1億円の12.5%と1～2億円の16.0%の間をとる）
　この二つの数字がわかれば目標収益というのは
　　固定費　÷（100％ - 15％）
で計算できます。ですがこの目標収益ですと、税金も借金返済も生活費も賄えません。

そこでさらに次の金額と割合も調べます。
・借入金の元金返済の年額

［例］600万円（月々50万円）

・生活費

　［例］2,400万円（月々200万円）

・税率

　［例］40％（住民税は10％固定だが、所得税は超過累進税率のため、率の変動を考慮し、所得税・住民税を合わせた実効税率と仮定して）

目標設定

目標とすべき収益（A）は、次のような計算式になります。

$$A=\frac{\overset{\text{固定費}}{7{,}200万円}+\overset{\text{借金の元金返済}}{600万円}+\overset{\text{生活費}}{2{,}400万円}+\overset{\text{税金}}{(A-A\times15\%-7{,}200万円)\times40\%}}{(100\%-15\%)}$$

よって、目標とする収益（A）≒　1億4,400万円

となります（考え方を簡潔に説明するために簡略にしましたので、実際の税金計算はもう少し複雑になります*）。

　＊実際には、青色申告特別控除後の事業所得だけでなく他の所得も合算したうえで、社会保険料控除や医療費控除や基礎控除などの各種所得控除をした後に所得税率を乗じます。また住宅ローン控除や各種税額控除をし、復興税を足して最終的に所得税の年税額を求めます。

目標とする収益を達成する計画づくり

次に、この目標収益を達成する計画を考えます。

現状は以下の通り。

・月の診療日数：20日（週5日）

・外来患者平均1人1回あたり単価：3,500円

・1日の平均外来延人数：140人

・現在の収益は、3,500円×140人×20日×12ヵ月＝1億1,760万円

　上記で計算した目標とする収益1億4,400万円から月平均外来延人数

を計算すると、

1億4,400万円÷（3,500円×20日×12ヵ月）≒172人

となります。

　つまり、単純計算ですが月平均外来延人数は、

　（172人 − 140人）÷ 20日で

1日あたり1.6人の患者さんをさらに増やす必要があります。

目標達成のための方策

　収益の伸ばし方も考えなければなりません。単価の低いリハビリ患者さんや再診患者さんばかり増やしても平均単価を下げるだけかもしれません。また、スタッフにとって今の患者数が忙しさの限界であれば増員しなければならないかもしれません。スタッフ増員によるコスト増で目標収益も増額するからです。

　収益をあげるためにコストを増やす＝「これではイタチごっこではないか」と言われるかもしれませんが、スタッフ増員によりコストを上回る患者数増を見込めれば戦略としては有効です。たとえば、看護師を増員して処置のスピードを上げて人数をこなせるようにする、放射線技師を採用して院長がX線撮影でX線室と診察室を往復する時間を減らすことで診察できる患者数を増やす、などが考えられるからです。

　また、患者数を伸ばすと同時に患者単価を上げるような方策もあると良いでしょう。診療時間や日数を延ばすということも考えられますが、スタッフの負担も増えますので慎重に考えましょう。

CHECK POINT

　「あの先輩でさえ羽振り良さそうだから」とか、「あの同僚が開業できたのだから」という勢いで開業して、漫然と診療しているだけでは思い描いた経営にはなりません。

　利益を増やそうとして、経費とくに人件費を下げることを考えがちですが、スタッフを残して患者さんを増やすこと、そして平均単価を上げることで収益を上げることを考えるほうが大事です。

　クリニック経営は一人ではできません。人（スタッフ）ありきといっても過言ではありません。数字に裏付けられた目標を定め、なぜ思い通りになっていないのか、どうすれば目標に達するかを考えるのは当然のこと、人の配置から管理まで総合的に計画目標を落とし込んでいくのがクリニックの経営となります。それができて初めて、時間の余裕や使えるお金の余裕が出てくると思います。

　なお、「計算上の利益（儲け）が出ているのに手取りのお金が残らない」ことについては「34.P/L をどうしても理解しないといけないのか？」を参照してください。

32.確定申告で経費を簡単に計算できないか？

Q 開業してから初めての確定申告をするところです。しかし経費の仕訳と計算がとても面倒でかなり時間をとられています。最後は税理士さんにお任せするにしても、もう少し簡単にする方法はないでしょうか。

　開業したてであれば、いろいろな物品を購入する機会も多く、確定申告時には経費の計算も大変です。しかし、きちんと経費を計上しなければ、税金の金額も増えますので、確定申告はとても大切です。

　しかし、クリニックで社会保険診療報酬による収入が年間 5,000 万円以下かつ自費収入を含めた全体の医業総収入金額が年間で 7,000 万円以下であれば、経費を概算で計上できる制度があります（租税特別措置法第 26 条）。

　医療機関を初めて担当される税理士さんでは、この制度をご存じない場合もありますので、確認しておきます。

経費を概算で計上する制度とは

　この制度では、"社会保険診療報酬による収入"が年間 5,000 万円以下かつ自費収入を含めた全体の医業総収入金額が年間で 7,000 万円以下であれば、収入区分を 4 段階に区切って、必要経費を計上することができます（表 1）。

"社会保険診療報酬"の範囲

　この制度で、ポイントとなるのは、"社会保険診療報酬による収入"が対象となることです。

　"社会保険診療報酬"とは、

表1　概算経費の速算表

社会保険診療報酬収入	必要経費
2,500万円以下	（社会保険診療報酬収入）×72%
2,500万円超3,000万円以下	（社会保険診療報酬収入）×70%＋50万円
3,000万円超4,000万円以下	（社会保険診療報酬収入）×62%＋290万円
4,000万円超5,000万円以下	（社会保険診療報酬収入）×57%＋490万円
5,000万円超	実額計算

①健康保険法、国民健康保険法、高齢者の医療の確保に関する法律、船員保険法、国家公務員共済組合法（防衛省の職員の給与等に関する法律によるものを含む）、地方公務員等共済組合法、私立学校教職員共済法、戦傷病者特別援護法、母子保健法、児童福祉法、原子爆弾被爆者に対する援護に関する法律

②生活保護法、中国残留邦人等の円滑な帰国の促進及び永住帰国後の自立の支援に関する法律

③精神保健及び精神障害福祉法、麻薬及び向精神薬取締法、感染症予防及び感染症の予防及び感染症の患者に対する医療に関する法律、心神喪失等の状態で重大な他害行為を行った者の医療及び観察等に関する法律

④介護保険法

⑤障害者総合支援法

⑥難病の患者に対する医療等に関する法律、児童福祉法

以上の法律に基づく療養等の給付または医療、介護、助産もしくはサービスをいい、自由診療の収入は含みません。

自由診療収入がある場合の概算経費の計算

①収入が社会保険診療報酬分のみの場合

社会保険診療報酬の収入額 × 概算経費の速算表による計算式

＝ 概算経費 （A）

②社会保険診療報酬収入と自費診療収入がある場合

　実額経費 － 一定の計算式*により求めた自由診療収入に対する経費

　= 社会保険診療報酬収入に対する経費（B）

　A － B = C（措置法差額）

　実額経費 ＋ C（措置法差額）= 概算経費

　*一般的には国税庁提供の付表《医師及び歯科医師用》に記載される自由診
　療分必要経費の計算式

事業年度ごとに選択可能

　確定申告計算時に経費を実額計算と概算経費の特例を比較して有利な方法を選択できます。なおかつ事業年度毎にそのつど選択でき、消費税の簡易課税の選択のような事前届出も必要ありません。

　継続性も要求されていませんが、その年において、いったんどちらかを採用した場合はいかなる理由があっても変更は認められていませんので、修正申告で選択を変更することはできません。

収入を不正に調整することは不可

　この制度を適用させようと、社会保険診療報酬収入を年5,000万円以下に抑えるために、窓口収入（患者負担分）を値引きして調整しようという考えがあるようですが、これは認められません。

　健康保険法上は本人負担分を必ず徴収しなければならないこととされており、税務上も診療報酬点数×10円で収入があったととらえることとなっています。

制度の活用が不利となるケース・有利となるケース

　この制度は大変便利ですが、なかには、制度を適用することでかえって不利になる場合がありますので、以下のようなケースの場合は、注意が必要です。

①専従者給与を支給している場合

　実額経費が少なく、概算経費の方が有利になる場合には実額経費を

少なくした方が手元に残るお金を増やせます。クリニックで働いている家族に対して、配偶者控除・扶養控除の対象者にできる範囲の金額で（青色）専従者給与を支給している場合には、専従者給与の支給をやめて専従者の所得税・住民税がかからないようにしたほうが、世帯合計の税額が少なくなることがあります。

②青色申告をしている場合

青色申告者が所得の金額を限度として控除が受けられる青色申告特別控除は、自由診療に係る所得金額からのみ控除することができ、社会保険診療報酬に係る所得からは控除できません。

③開業時

新規開業時の初期投資が多額であれば実額計算の方が有利になることが比較的多いですが、親子継承等で初期投資が少額の場合には概算経費の方が有利になることもあります。

④医療法人成りの時期

個人事業から法人に変更する場合には、それまで個人事業で社会保険診療報酬収入が年間 5,000 万円超であったときでも、個人事業の廃止時期によって概算経費が適用できることがあります。

［例］年間 1 億 2 千万円（月 1 千万円）の社会保険診療報酬収入があった場合で、4 月に法人成りしたが、最後の個人事業の年は 1 月～3 月で終わったため、社会保険診療報酬収入が 3 千万円となったケース。

CHECK POINT

この制度を用いるかどうかは別にして、確定申告時に大変苦労するのは、経費の計算と証憑類を 1 年分まとめて整理しようとするからです。毎月コツコツとまめに計算と整理をしておくことをおすすめします。

33.小さな物品でも10万円以上では「固定資産」になる？

> **Q** 院長用のノートパソコンを量販店で買ってきました。できるだけ安価なものと考え、11万円くらいのものを選んだのですが、全額を「必要経費」にはできないとのことで、「固定資産」になると聞きました。経費と固定資産について教えてください。

　「資産」と聞けば、大型の什器や機械を想像してしまいますが、原則として10万円を超えて購入したものは、いったん"固定資産"として会計処理されます。

　その"固定資産"は、一時に全額を経費にはできませんが、特例によりできる場合もあります。

　財務省令で定められた法定耐用年数により、その期間に応じて償却（経費）となっていきます。

10万円未満

　全額を当該年度で経費として計上できます。

10万円以上

　全額が一度に経費にはならず、減価償却によって、毎年、経費として計上します。

　減価償却とは、長期間にわたって使用するものを、物品ごとに法定による耐用年数で分割して経費としていくものです（パソコンでは、4年とされています）。

　ただし、①10万円以上20万円未満については［一括償却資産］、②青色申告者のみですが、30万円未満については［少額減価償却資産］にできる特例があります。②の範囲は①の範囲を含みますので、①の

範囲の固定資産は①か②のいずれかを選択できます。

・［一括償却資産］

　上記の法律で定められた耐用年数より短い期間（3 年間）で償却することができます。

・［少額減価償却資産］

　全額を当該年度で償却できます。ただし、減価償却後の残額に対して、毎年地方税の償却資産税（年 1.4％）がかかります。なお、「少額減価償却資産」の特例は時限立法であるものが更新されて継続している状態ですので、将来的に適用されなくなる可能性があります。

　なお、令和 4 年税制改革により貸付の用に供しているもの（主要事業は除く）は、適用できなくなりました。

○20万円未満

　［一括償却資産］あるいは［少額減価償却資産］として処理することができます。

　［一括償却資産］は、全額経費にするのに 3 年かかりますが、「償却資産税」はかかりません。

　［少額減価償却資産］ですと、全額を当該年度の経費にできますが、上記のとおり「償却資産税」がかかります。

○30万円未満

　［少額減価償却資産］として処理することができます。ただし、その年度の［少額減価償却資産］の合計額が 300 万円までしか認められませんので、たとえば 15 万円のものを 20 個とか 25 万円のものを 12 個までが限度となります。この上限は上記 20 万円未満のときも同じです。

○30万円以上

　法定による耐用年数で減価償却します。「償却資産税」の対象となります。

減価償却方法の選択の考え方

○収入が伸び続ける場合

　たとえば、開業して初年度から5年くらいまでの間は、多少はあっても収入が伸びていくケースが多いので、初年度に資産を取得した場合でも減価償却費として、費用計上を将来に繰り延べた方が、後述の［参考］の項に挙げるように院長先生の高い税率の所得税額を減らせる効果が出てきます。

○収入が安定している場合

　開業5年以上経過した場合など、収入も安定しているのであれば、どの年度で減価償却費を使っても同じ税率の範囲内になるということになり［一括償却資産］か［少額減価償却資産］かを選べますが、［償却資産税］の負担の有無を考えると［一括償却資産］の選択が有利になると思います。

　ただし、初年度だけ所得税を実額計算して次年度からは措置法26条の概算経費計算（「32.確定申告で経費を簡単に計算できないか？」参照）を選択する見込みの場合には、その年に減価償却費を計上しても所得にはほとんど影響を及ぼさないため、初年度で少額減価償却資産にして300万円の上限の範囲内で全額使い切る方が得になります。

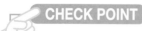

CHECK POINT

　経費にするには、「取得価額 10 万円未満」にしたいところですが、"10 万円未満" であるかどうかは、購入した物品の「単位ごと」で判定されます。これは、一括償却資産・少額減価償却資産の判定についても同様です。

　よく事例として示されるのは家具の応接セットやカーテンです。椅子やテーブルなどは個々でも使用でき、単体で 10 万円未満で購入できたとしても、通常テーブルと椅子が一組として取引されることから一組合計で判定します。カーテンも 1 枚で機能するものではなく、一部屋で数枚が組み合わされて機能することから、一部屋ごとの合計額で判定します。パソコン本体とキーボードやモニタは別売りもありますが、設問のようなノートパソコンでは、すべてが組み合わさって一つの単位と考えられます。

　また、会計処理を消費税込にしていれば税込金額、税抜きで会計処理していれば税抜金額で判定されます。

　また、分割払いにして一回ごとの支払を 10 万円未満にしたり、領収書を分割してそれぞれを 10 万円未満に偽装しても認められませんので注意を要します。

所得税の超過累進課税

　個人のクリニックの場合、クリニックの経費が院長先生の所得に関わってきます。ご承知のとおり、個人の所得税の超過累進税率は所得に比例して税率が高くなるだけなく、所得の総額に対して単純に税率を掛けるだけではなく、所得を（現状では）7段階に分け、その段階ごとの金額に対してその段階ごとの税率を掛けていく方法が取られています（所得税法第89条①の税率表）。

　実務上は以下のような速算表を使って税額を計算します。

　所得税＝（A）×（B）－（C）

（2013年～2037年までの25年間は復興特別所得税額（基準所得税額×2.1％）が加算されますが、ここでは考慮していません）。

所得税の速算表

課税される所得金額（A）	税率（B）	控除額（C）
1,000円から1,949,000円まで	5%	0円
1,950,000円から3,299,000円まで	10%	97,500円
3,300,000円から6,949,000円まで	20%	427,500円
6,950,000円から8,999,000円まで	23%	636,000円
9,000,000円から17,999,000円まで	33%	1,536,000円
18,000,000円から39,999,000円まで	40%	2,796,000円
40,000,000円以上	45%	4,796,000円

　所得金額に対して単純に該当する税率を掛けてしまうと、その総額に対して税率を掛けることになってしまい、段階ごとの境界の所得金額で大きな格差を生んでしまいます。たとえば、195万円の所得金額の場合、194.9万円であれば5％を掛けて97,450円、195万円であれば10％を掛けて195,000円となり、所得金額が1,000円増えただけで

97,550 円税金が増えることになってしまいます。

そのため表の右列のように控除額が設けられており、195 万円未満までについては 5 % の税率になるよう調整されています。

34. P/Lをどうしても理解しない といけないのか？

Q 開業したての医師です。税理士から毎月、財務関係の資料をもらう のですが、P/L などがよくわかりません。大事なデータと思うので すが、きちんと理解しないといけませんか？　ただ、税金がどれくらいに なりそうか、使えるお金がどれくらいあるのかを知りたいだけです。

　確かに B/S（貸借対照表）や P/L（損益計算書）の意味がわからな いという院長先生方の声は少なくありません。とくに開業間もない頃 は、理解するのがむずかしいというのは当然だと思います。

P/L は自院の"経営成績表"

　でも、「わからないから」とか「面倒だから」とスルーするのは少な くともクリニックの経営者であれば考え物です。なぜなら、これらの 資料は、クリニックのそのときの経営状態を知る、いわば"経営成績表" だからです。

　自院の経営状態を把握しておくことはとても重要なことです。もし、 新たに融資を受けようとする場合、経営者であれば、融資先に経営状 況をきちんと説明できなければなりません。また月々に税理士さんか ら手渡されるこれらの資料を読み解くことで、決算時の税金の予測が でき、経費の使い途も検討できるのです。

　ただ、慣れないうちは、数字を細かいところまで見るのではなく、ざっ くりと"かたまり"として把握しているほうがわかりやすいと思います。 そうすることで、方針も立てやすくなります。

P/L を使ってざっくりと把握する

　ここでは P/L をざっくりとみて、身近な数字を読み取ってみましょ

う。たとえば、「自由に使えるお金（可処分所得）がいくらになるのか」
を把握したいとします。図1のように、数字をかたまりとして考える
とわかりやすいと思います。

　P/L では、［収益］から［経費］を引いたものが当期の［利益］とい
う結果（つまり「いくら儲かっているのか」）がゴールになっています。
しかし、P/L で判明したこの数字を使って、さらに最終的に「自由に
使えるお金（可処分所得）がいくらになるのか」を予測することがで
きます。

　次に、「税金はどのくらいになりそうか」という予測をするために、
P/L にある［利益］から予測税額を算出します。さらに［借入金］が
あれば返済予定表から年間の元金返済予定額を調べます。これらを［利
益］から差し引いた結果が［手残り金］、つまり可処分所得になるわけ
です。

　たとえば、利益 4,000 万円であるとして、実効税率が 40％であれば
税金は 1,600 万円となり、借入金の元金返済 600 万円を引いた 1,800 万
円が［手残り金］となります。つまり、院長先生が、自由に使えるお
金＝［手残り金］1,800 万円となります。さらに院長先生の配偶者等に

図1

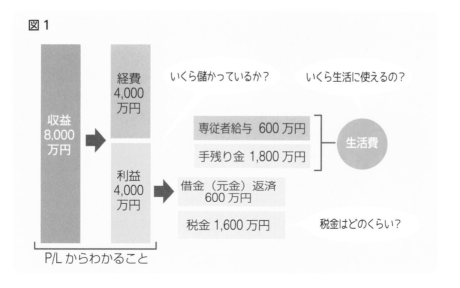

専従者給与（経費になります。たとえば 600 万円）を支給したのであれば、院長先生の世帯として合計 2,400 万円が"生活に使えるお金"になります（ただし専従者給与にも税金がかかります）。

［経費］について注意したいこと

P/L を見るうえで、［利益］の数字を左右する［経費］についても注意したいことがあります。

○税金と借入金

一つは、［税金］と［元金返済］は、お金が出ていくから「［経費］になる」と勘違いされるのですが、実際には［経費］にならず［利益］から削られる部分となります。ただし、支払った利息は［経費］になります。

○減価償却費

また「お金が出ていくものが経費」と思わることが多いのですが、そうでないものもあります。それが［減価償却費］（「33. 小さな物品でも 10 万円以上では「固定資産」になる？」参照）です。厳密に言うと購入時に対価を支払っているのですが、その時点では全額が経費にならずに、［固定資産］としてプールされ、その後、複数年にわたり（法定年数）分割して［経費］として処理されることになります。

たとえば、クリニックの車を 600 万円で購入しても税法上はその年度で 600 万円全額は経費にはなりません。財務省令で定められた耐用年数（車両であれば）6 年に渡って按分して経費になります。これが減価償却費です。定額法であれば、年間 100 万円（600 万円÷6 年）の経費（減価償却費）にしかなりません。しかし購入した翌年度からは「お金は出ていかないけど経費になる」仕組みです。

この減価償却費分は、経費にはなりますが、実際にはお金が出ていっていないので、先ほどの"生活に使えるお金"のプラス材料になります。ですが、これは数年後発生するであろう医療機器等の買い替え資金として、生活費に使わずに貯めておくという方が経営的には賢明と言え

るでしょう。

CHECK POINT

　上述したように、まずはあまり細かい数字にとらわれず、ざっくりと"かたまり"で把握することが大切です。例に挙げたように、一覧表ではわかりにくいものですが図示すると理解が早くなります。もし、自分でできなければ、税理士さんに依頼して、作図のポイントを教えてもらってください。P/L と同様になじみにくいといわれる B/S も同様に考えてみてください。

35. 財務諸表で自院の経営状況を把握するには？

> **Q** 税理士さんから渡された会計資料は、ざっくり見る程度でした。でも慣れてきて友人のクリニックと比較すると、当院はどういう状況なのかを知りたくなりました。せっかくの資料なので今後の経営に活かしたいと考えています。見るべきポイントがあれば教えてください。

　開業して間がないうち、税理士さんが渡してくれる資料（財務諸表）は、ざっくりと全体の金額を把握するだけでよかったのですが、院長先生も慣れてくるうちに、内訳を知りたいと考えられるようになります。

財務諸表で分析してみる

　これまでは、単月あるいは単年での数字を見て、増えているか減っているかで一喜一憂されていたかと思いますが、自院の数字について、年度ごとに比較（時系列分析）したり、同一診療科・同一規模の他施設と比較（相対比較分析）したりしてみましょう。そうすることで、自院の特徴や傾向がわかるようになります。

　まずは、財務諸表を「時系列分析」と「相対比較分析」で見てみましょう。そして収入については、さらに深く「単価×患者数」レベルで分析してみましょう。

時系列に分析する（表1）

　収入や経費ごとに前年と対比をしてそれぞれが利益の増減にどれだけ影響したかを見ていきます。このような比較表は、おそらく税理士さんが用意してくれているはずです。

　①比較表を見る場合、最初は大きなくくりで捉えてから細部を見てい

表1　時系列の比較分析

	当年		前年		対前年増減額	前年比
	千円	構成比	千円	構成比		
医業収益	72,794	100.0	35,616	100.0	37,178	204.4
保険分収入	62,755	86.2	30,322	85.1	32,433	207.0
自由分収入	10,038	13.7	5,283	14.8	4,755	190.0
材料費・委託費	10,266	14.1	4,680	13.1	5,586	219.4
材料費	7,283	10.0	3,342	9.3	3,941	217.9
委託費	2,982	4.0	1,337	3.7	1,645	223.0
給与費	21,210	29.1	10,745	30.1	10,465	197.4
専従者給与	4,631	6.3	2,043	5.7	2,588	226.7
給与・賞与	15,095	20.7	8,126	22.8	6,969	185.8
法定福利費	1,369	1.8	532	1.4	837	257.3
設備費	10,800	14.8	6,226	17.4	4,574	173.5
減価償却費	4,788	6.5	2,878	8.0	1,910	166.4
賃借料	1,382	1.8	607	1.7	775	227.7
地代家賃	3,211	4.4	1,985	5.5	1,226	161.8
その他	1,419	2.1	756	2.2	663	187.7
研究研修費	389	0.5	65	0.1	324	598.5
経費	8,575	11.7	5,575	15.6	3,000	153.8
福利厚生費	600	0.8	299	0.8	301	200.7
広告宣伝費	608	0.8	342	0.9	266	177.8
消耗品費	1,244	1.7	725	2.0	519	171.6
水道光熱費	795	1.0	581	1.6	214	136.8
交際費	531	0.7	268	0.7	263	198.1
諸会費	553	0.7	464	1.3	89	119.2
その他	4,244	6.0	2,896	8.3	1,348	146.5
医業利益	21,828	29.9	8,322	23.3	13,506	262.3

TKC：TKC医業経営指標（M-BAST）令和3年版のデータより作成、2022年1月参照：
検索条件：内科、個人、無床、院外処方、MS法人無し、（当年）収益規模5,000万円〜
1億円、（前年）収益規模0〜5,000万円、全医療機関平均（千円）

開業決意FAQ

医療制度FAQ

スタッフFAQ

レセプトFAQ

経営判断FAQ

会計と財務FAQ

く方が整理しやすくなります。

　たとえば、

・医業収益は 3.5 千万円から 7.2 千万円 → 3.7 千万円増額

・医業利益は 0.8 千万円から 2.1 千万円 → 1.3 千万円増額

といった感じです。

　これからわかるのは、

・「収益が増えているのに、利益は同額レベルには増えていない」→「経
　費も増えている」

ということです。

②そこで経費の中身を見ていきます。こちらも最初は大きく捉えて

・「材料費・委託費が 5.5 百万円、給与費が 10 百万円、設備費が 4.5 百万円、
　その他の経費が 3 百万円増えたのだな」

という視点でみます。

③そこで、原因を振り返ってみます

　すると次のような

・「予防接種が本格的に増えたので材料費が増えたな」

・「患者数の増加に伴って看護師と事務スタッフをそれぞれ一人ずつ中
　途採用した分で 6.9 百万円増えたな。今度はこの二人も通年になる
　ので来年はもう少し増えるな」

・「開業時にいったん取りやめた医療機器を改めて購入した分で減価償
　却費が 1.9 百万円も増えた」

・「患者さん用の駐車場を 10 台分ほど増やしたので 1.2 百万円地代家
　賃が増えたな」

・「開業時の消耗品の買い入れも一服してそろってきたが、感染症対策
　で買い込んでしまったため消耗品費も 52 万円増えたな」

といったことが考えられるようになります。

・「材料費・（検査）委託費は収入が伸びれば比例して伸びるものだけ
　れど、対収入比率（構成比）自体は 13.1％から 14.1％にしか上がっ
　ていないから原価率はほぼ同じくらいだな」

と、すこし安心する一方で、

・「だが、一般的にはどのくらいの原価率になれば標準なんだろう？」という疑問が湧いてくることにもなります。

　そこで、その"標準"がどの程度のものであるのかを自院と比較するために、相対比較分析で確認をしてみます。

相対的に比較して分析する（表2）

　自院と同一診療科・同一規模の他院と比較するために、既存の統計データを用います。その統計データは、税理士さんに依頼すれば用意してくれるはずです。ここでは、筆者らが参加している税理士グループである株式会社TKCの「TKC医業経営指標（M-BAST）」というデータベースを用いて、黒字医療機関の平均データをモデルとして比較してみます。

　「相対比較分析」で知りたいと思った"標準の原価率"ですが、この表の黒字医療機関の平均データでは13.9%となっています。

　これをみて、「自院の仕入医薬品の単価が高いのではないか」と考えるのは早計です。まず、一つずつ考えられる可能性を潰していってみましょう。

　たとえば以下のようなことが考えられます。

・「開院当初は在庫として持つ分もあるので、ランニングコストだけでなくストックのコストも入ってしまっているのではないか。直近の毎月の材料費は10〜15%程度で落ち着いている」

・「予防接種が多いので、ワクチン代がかさんでしまっているのではないか。自由診療分収入はまだそこまで多くないのでこの可能性は低いか」

・「当院は原価の高い注射を使用している特殊な保険診療を一部しているため原価が高くなってしまっている」

　これら考えられる要因を検討しても原因がわからない場合に、医薬品の価格についての調査を始めるという形になります。

　その他、他の比較項目もみてみます。

・地代家賃：都市部のテナント開業の場合は比較的家賃が高く、黒字

表2　モデルクリニックとの相対的な比較分析

	当院		黒字平均		差額	構成比差
	千円	構成比	千円	構成比		
医業収益	60,714	100.0	73,096	100.0	-12,382	0.0
保険分収入	51,997	85.6	63,024	86.2	-11,027	-0.6
自由分収入	8,716	14.3	10,071	13.7	-1,355	0.6
材料費・委託費	13,109	21.5	10,195	**13.9**	2,914	7.6
材料費	10,828	17.8	7,195	9.8	3,633	8.0
委託費	2,280	3.7	3,000	4.1	-720	-0.4
給与費	24,687	40.6	21,123	28.8	3,564	11.8
専従者給与	1,788	2.9	4,702	6.4	-2,914	-3.5
給与・賞与	20,329	33.4	14,965	20.4	5,364	13.0
法定福利費	2,519	4.1	1,341	1.8	1,178	2.3
設備費	21,508	35.4	10,533	14.4	10,975	21.0
減価償却費	10,921	17.9	4,634	6.3	6,287	11.6
賃借料	3,104	5.1	1,339	1.8	1,765	3.3
地代家賃	5,637	9.2	3,151	4.3	2,486	4.9
その他	1,846	3.2	1,409	2.0	437	1.2
研究研修費	223	0.3	112	0.1	111	0.2
経費	10,221	16.8	8,534	11.6	1,687	5.2
福利厚生費	625	1.0	599	0.8	26	0.2
広告宣伝費	1,328	2.1	590	0.8	738	1.3
消耗品費	1,293	2.1	1,243	1.7	50	0.4
水道光熱費	1,124	1.8	786	1.0	338	0.8
交際費	668	1.1	527	0.7	141	0.4
諸会費	530	0.8	554	0.7	-24	0.1
その他	4,653	7.9	4,235	5.9	418	2.0
医業利益	-8,924	-14.6	22,597	30.9	-31,521	-45.5

TKC：TKC医業経営指標（M-BAST）令和3年版のデータより作成、2022年1月参照：検索条件：内科、個人、無床、院外処方、MS法人無し、収益規模5,000万円～1億円、黒字医療機関平均と欠損医療機関平均（千円）

医療機関平均には自己所有物件で家賃がかかっていない医療機関も含まれるため、一概に構成比が高すぎると考えないほうがよいと思います。

・人件費：医療機関の体制・面積によっても変わるため、構成比の違いとしては10％程度、差額としては2人分のスタッフ年収までは許容と考えてもよいと思います。診療科によっても事情が異なりますが、黒字医療機関の平均データが20％程度の診療科で、自院が50％を超えるなど極端に相違する場合は体制として合っているかどうかの考慮が必要になってくるかもしれません。

医業収益の分析

さらに一歩進んで、収入（［医業収益］）についても分析してみましょう。［医業収益］は、月毎・年毎の総額を見ても、なぜ増えているのか、減っているのか理由がわからないことがあります。そのような場合は、［医業収益］を分解して時系列にしていくことで見えてくる場合もあります。

図1はよく知られている図ですが、医業収益の要素を分解してみます。

・外来患者の人数が増えても診療単価は減ってしまっているのか

図1　医業収益の要素

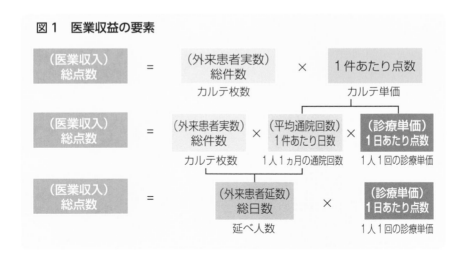

・その原因は初診患者より再診患者が増えただけなのか
・忙しくなって検査の回数が減ったのではないか
・検査外注費の推移と見比べるとどうなのか
など、医業収益の要素まで掘り下げて分析をしていくと、収入増のために患者数を増やすことを目標に考えて、たとえば、
・診療時間のなかで予約枠を再検討する
・駐車場を増やす
など、今後の改善すべき点が見えてくるかもしれません。

CHECK POINT

　自院の経営的な立ち位置を把握するために、ここでは、
・自院の経年の経営資料から時系列分析・指標となる他院の経営モデル資料から相対比較分析
をご紹介しました。
　自院のデータは、お手元にあるはずなので、エクセルを使って統計をとってみるとよいかもしれませんが、顧問の税理士さんが過去のデータとの比較を用意しているはずです。
　また、他院のモデル経営データは、一般的には入手できないので、税理士さんに趣旨を説明して作成してもらいましょう。

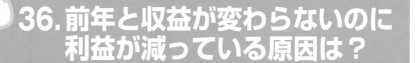

36. 前年と収益が変わらないのに利益が減っている原因は？

Q 開業 3 年目の小児科医です。前年と収益がそれほど変わらないのに、利益が減りました。こんなことはあまりなかったので、気になります。どのような原因が考えられますか？

考えられる原因は自由診療の比率の上昇

　2 年に一度の診療報酬改定で、診療科によっては保険点数が下がることがあり、その年に収益が下がることはあります。しかし、患者さんの数も一定で、人件費等の固定費にそれほど変化がなければ、医療機関では、通常、利益が下がることは考えられません。

　ご相談のようなケースで考えられるのは、その年に自由診療の割合

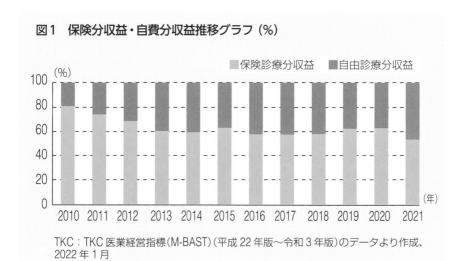

図1　保険分収益・自費分収益推移グラフ（%）

TKC：TKC 医業経営指標(M-BAST)（平成 22 年版〜令和 3 年版）のデータより作成、2022 年 1 月

143

	保険診療収益		自由診療収益	
前年度	固定費		仕入原価	利益
	保険診療収益		自由診療収益	
今年度	固定費	仕入原価		利益

が増えていないかということです。とくにワクチンの予防接種が増えると、全体収益が同じくらいでも、仕入原価が増加する分だけ医業利益が少なくなります。

ワクチン接種による仕入原価の上昇

　小児科の特徴になりますが、2012 年～ 2013 年頃に定期予防接種が増えたことから、ワクチンによる自由診療収益が全体収益の 3 ～ 4 割を占めるようになります（図1）。地域の特性や年ごとの流行性感冒の状況によっても変わりますが、保険診療で診る外来患者さんが減って、予防接種の患者さんが増えると利益が少なくなる傾向にあります。つまり、院外処方の保険診療では、仕入原価があまり影響しないのに比べて、ワクチンでは仕入が発生し、その分、全体の収益をみると、利益率が減ることになります。

ワクチン接種以外の要因

　また、他に考えられることとして、
・保険診療でも高額の注射が増え仕入原価が増えた場合
　（たとえば、小児科でも保険適用の成長ホルモンの注射を行うと原価率を変動させることがある）
・糖尿病内科では検査試薬が原価率を上げることがある
・整形外科での神経ブロック注射が原価率を上げる

なども同様のケースとなります。

CHECK POINT

　ご相談のケースでも、全体の収益額がほぼ同じでも、全体の収益に占める自由診療収益の割合が前年に比べて高くなったりしている可能性があります。

　外来診療の落ち込みを予防接種の収益で補う場面では、利益が以前に比べて下がることがありますので注意が必要です。

執筆者
プロフィール

鈴木　竹仁 （すずき　たけひと）　　株式会社 MMP 代表取締役

認定登録 医業経営コンサルタント。早稲田大学卒業後、紡績会社を経て、鈴竹織物工業（株）を継ぐ。会計事務所勤務後、（株）MMPを設立。病院・介護・福祉、医科・歯科医院などの幅広いコンサルティングを、現場第一主義で幅広く手掛ける。【主な著書】『クリニック経営　簡単実践アイデア集 1, 2, 3』（プリメド社）『院内ミーティングレシピ集』（プリメド社）、『成功医院のセオリー』（日本歯科新聞社）」。

根本　清規 （ねもと　せいき）　　株式会社 JP コンサルタンツ医業経営事業部 顧問

1953 年　千葉県生まれ。'97 年（社）日本医業経営コンサルタント協会「認定登録医業経営コンサルタント」資格取得、'03 年協会 千葉県支部支部長、'16 年協会本部理事、'18 年〜協会 副会長（現職）。'99 年（有）エムシー設立代表取締役、'03 年（株）待山会計コンサルティング医療担当部長（執行役員）、'12 年（株）JP コンサルタンツ（経営統合により社名変更）医業経営支援室執行役員、この間診療所新規開設支援に多数携わる。'16 年（株）JP コンサルタンツ医業経営事業部顧問現職。

細谷　邦夫 （ほそや　くにお）　　有限会社メディカルサポートシステムズ 代表取締役社長

認定登録 医業経営コンサルタント。（公社）日本医業経営コンサルタント協会神奈川県支部副支部長。神奈川県内の病院勤務後、レセコン代理店を経て現職。診療報酬を中心とした医療機関のアドバイスを中心に、東京都、神奈川県の医師会ではレセプト点検アドバイザーとして会員からの質問への対応や講演などを行っている。「根拠に基づく請求」を信条に『診療所外来点数マニュアル』（じほう社）、『医療従事者のためのわかりやすい公費負担の知識』（ナツメ社）などを著す。

三浦　康弘 （みうら　やすひろ）　　税理士事務所みうら会計 所長

認定登録 医業経営コンサルタント。TKC 全国会 医業会計システム研究会 副代表幹事。1970 年東京都生まれ。勤務税理士、医薬品商会の医院開業支援部の勤務を経て、2006 年開業。会計・税務の他、開業支援、医療法人・MS 法人設立、医院承継、労務相談まで初心者にもわかり易くを信条にコンサルティングを行っている。TKC 医業経営情報、メディカルプラクティスニュース（TKC 出版）他にて「患者が集まらないクリニックとは」、「環境変化に負けないための経営改善のヒント」等を寄稿。

六谷　秀生 （ろくたに　ひでお）　　税理士法人名南経営 常務理事

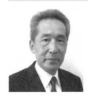

税理士、認定登録 医業経営コンサルタント。大阪府立大学卒業後、佐藤澄男税理士事務所（現税理士法人名南経営）入社。入社後は医療機関及び一般企業の会計・税務顧問業務に従事。医療機関への対応では、個人診療所から医療法人、大規模医療法人まで幅広く会計・税務・コンサルティングを実施。著書として、『図解 税制改正のポイント（令和 2 年度）』、『図解 税制改正のポイント（令和 4 年度）』（いずれも名南経営編の共著、新日本法規出版）。

公益社団法人日本医業経営コンサルタント協会について

　当協会は、1990年（平成2年）11月1日、厚生大臣より社団法人として設立認可を受け発足しました。2012年（平成24年）4月1日、内閣総理大臣より認定を受け、公益社団法人日本医業経営コンサルタント協会へ移行し、2022年（令和4年）2月現在、会員数約2,800名を擁しています。

　「医療・保健・介護・福祉に関する調査研究等を行い、医業経営に係わるコンサルタントの水準の確保と資質の向上を図るとともに、医業の社会公共性を経営面から支援活動することにより、医業経営の健全化・安定化に資する。もって、より良い地域社会の発展に貢献するとともに、健康で文化的な国民生活に寄与することを目的とする。」

　定款に規定する上記の目的を達成するために、高い倫理観と使命感のもと、資格認定事業・教育研修事業・調査研究事業・相談助言事業など様々な活動を行っています。

> 「医業経営コンサルタント」の定義
> すべての国民が、健康で文化的な生活を営む権利を享受することのできる、社会福祉、社会保障及び公衆衛生の向上及び増進のために、医療・介護・福祉提供体制の基本となる、医療機関等の基本的基準について規定した関連法令等を遵従することによって、プロフェッショナルとして連携と協働ができる仕組みに基づき、有効的かつ効率的な医業経営の成果をあげることに寄与する者である。

　当協会が資格認定する「認定登録 医業経営コンサルタント」は、医業経営に携わる方々が直面する課題に的確・迅速に対応するため、所定の継続研修を履修し、常に職務能力の向上を図っています。その上で「認定登録 医業経営コンサルタント」は、協会の厳正な倫理基準のもとに高い倫理観と使命感をもって全国で活躍しています。

コンサルタントへの相談でわかる

クリニック経営の
エッセンス

院長先生からのFAQ36ケース

2022年6月1日　初版　第1刷　発行
定価：本体2,400円＋税

●

編集
公益社団法人日本医業経営コンサルタント協会

●

発行所
株式会社プリメド社

〒532-0003　大阪市淀川区宮原4-4-63
新大阪千代田ビル別館
tel=06-6393-7727
https://www.primed.co.jp/
振替00920-8-74509

●

デザイン
エムズ・アド

●

印刷
モリモト印刷株式会社

ISBN978-4-938866-70-9

プリメド社のクリニックマネジメントブックス

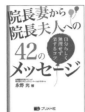

院長妻から院長夫人への 42 のメッセージ
ー自分らしく無理せず楽するコツ

電子版あり

永野 光 著

クリニック院長夫人の業務は、スタッフのルーチン以外のすべてが対象となる。置かれた立場も曖昧である。そのため院長夫人の悩みも多い。本書は、院長妻としての著者の経験と他の院長夫人との交流から得られた院長夫人の立ち位置を確かめるコツをアドバイスしたもの。

A5 判　129 頁　定価：1,980 円（税込）　ISBN978-4-938866-62-4

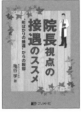

院長視点の接遇のススメ
ー"形ばかりの接遇"からの脱却

亀谷 学 著

「接遇には力を入れてるはずが患者さんのクレームが多い」と悩んだ院長が、院内改善に立ち上がったという体験をまとめたもの。接遇教育をインストラクター任せにするのではなく、自院の特徴を十分に理解している院長がその思いをスタッフに伝えてこそ接遇は根づく。

A5 判　159 頁　定価：2,640 円（税込）　ISBN978-4-938866-61-7

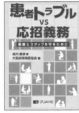

患者トラブル vs 応招義務
ー医療とスタッフを守るために

尾内 康彦 著　　大阪府保険医協会 編

長年にわたって患者トラブルを解決してきた著者がたどり着いたトラブル解決の答えは、「"応招義務"の捉え直し」。解決できないトラブルで医師もスタッフも疲弊してしまっては医療が存続できない。「診療をお断りする」事例から展開する本書は、医師の働き方改革のためにも応招義務を捉え直すきっかけの書。

A5 判　137 頁　定価：2,200 円（税込）　ISBN978-4-938866-67-9

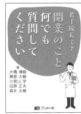

若手院長です 開業のこと何でも質問してください

電子版あり

大橋 博樹　栗原 大輔　小宮山 学　田原 正夫　森永 太輔 著

クリニック開業準備は、マニュアル通りに進まないもの。迷いも悩みも不安もある……。若手開業医が、うまくいったこと、失敗したこと、苦労したこと、想定外だったこと、悩んだこと、などについて、それらを自分なりにどう解決していったかを記憶が新しいうちにありのままの視点で率直にコメントしたもの。

A5 判　189 頁　定価：2,750 円（税込）　ISBN978-4-938866-66-2

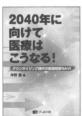

2040 年に向けて医療はこうなる！
ーダウンサイジング時代の医療経営 NAVI

電子版あり

仲野 豊 著

予想以上の人口減となる 2040 年を見据えた医療制度の改革は、スピードが速いために、これからの医療がどうなっていくのかが非常にわかりづらい。本書は、これら膨大な医療制度情報を医療者にとって必要と思われる 160 テーマを抽出・整理し、一目でわかるようテーマごとに図表を用いてコンパクトに解説した。

B5 判　255 頁　定価：3,520 円（税込）　ISBN978-4-938866-68-6

https://www.primed.co.jp

これら書籍の立ち読みを模擬体験していただける"立ち読み動画"をご覧ください